できれば
インシデントを起こしたくない

新人ナース
お助け
あぶない展開

回避の術

宇
愛知県

MC メディカ出版

はじめに

　新人ナースの皆さん、お仕事に慣れてきたところでしょうか。それとも無我夢中でまだ緊張しているところでしょうか。慣れないことが多い状況でお仕事に奮闘しているなか、本書を手に取っていただき誠にありがとうございます。

　日々、医療の現場で奮闘している新人ナースの皆さんを応援するために本書を書かせていただきました。私は医療の安全性・質評価の研究とともに大学の教員として看護基礎教育にかかわっていますが、皆さんが本当にいちばん大変なときにかかわることができていないなと感じています。そこで、教育の現場から皆さんを応援する1つの方法として、よく起こっているインシデントを解説し、回避術をまとめ、医療の現場をサバイブしてもらおうと考えました。

　1章はなるべく具体的に、インシデントをできる限り回避するための手助けになるよう、場面ごとに「起こりやすいインシデントの内容」「インシデントが起こった理由」「今後の対策」に分けて4人の教員で書きました。新人ナースの皆さんのためにと書いていますが、じつはこれらの内容は、新人ナースでなくても医療の現場でよくある事例ともいえます。

　2章は、医療の現場で働くうえでどのようなマインドセット（心構え）をもっているとよいかということを解説しています。上から目線で書いていません。私が新人だったころに思ったことや卒業生である皆さんの先輩からも「大切だよね」とよく言われていること、先行研究からも重要と指摘されていることを書きました。「あ……聞いたことあるかも！」と思われる内容も入っているはずです。あらためて思い出すきっかけになり、新人ナースの皆さんの支えに、そして勇気が出るように背中をそっと押すことができればと思います。

　大学の教員から皆さんへ贈る虎の巻です。

2023年10月

宇城　令

3

もくじ

1章 インシデント頻発場面と注意のポイント！

2章 インシデントを起こさないために

執筆者一覧

愛知県立大学看護学部准教授　宇城　令

（1章4、2章）

中京学院大学看護学部専任講師　吉田　彩

（1章1、1章7）

元愛知県立大学看護学部助教　青島京子

（1章2、1章3-2・3・5）

一宮研伸大学看護学部講師　佐々木久美子

（1章3-1・4、1章5、1章6）

1.
薬剤・輸液

「目の前の薬が
すべてですか？」

1 指示受け時

起こりやすいインシデントは **これだ！**

ほとんどがコミュニケーションのエラーが原因
コミュニケーションはお互いの関係性に大きく影響される

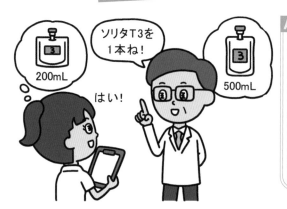

A 医師の指示を
聞き間違えた

「ソリタ T3 輸液を 1
本」と指示され、
200mL を 1 本投与し
たら、500mL のほう
だった！

B 看護師間での
伝達ミス

「抗菌薬は今日で終
了」と言われたので
投与しなかったら、
今日まで投与が必要
だった！

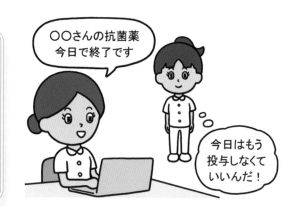

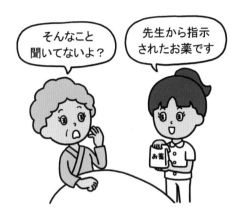

先生から指示されたお薬です

C 指示内容が間違っていた

医師の指示に対して、患者さんから「そんなこと聞いてない」と言われた！

そのインシデントには **ワケ** がある！

A 指示する側とされる側の「当たり前」が違っている

　医師はソリタ T3 輸液 500mL を「当たり前」と思い、ナースは 200mL を「当たり前」と思っていたことが原因です。この医師のように、当たり前と思うことを省いて指示するケースは多くみられます。100mg と 1,000mg、mg と mL、1 日量と 1 回量、「昨日と同じもの」という指示なども勘違いしやすいため、要注意です。

　また、もし指示に疑問があっても、とくに新人ナースは医師に遠慮して確認をためらいがちな点もミスを招く一因です。

B 急いでいるときや苦手な相手とはミスが起こりやすい

　先輩は「抗菌薬の投与は今日まで」という意味で言ったのですが、たしかに分かりにくいですね。急いでいるときなどは言葉が不足してコミュニケーションエラーが起こりやすくなります。また、緊張している場合や苦手な相手の場合は、発言の意図が理解しにくくなってミスにつながることもあります。

C 「絶対に間違えない」人なんていない

　医師の指示内容に間違いはないと思いがちですが、もし医師が電子カルテを開

く際に名前が似ている患者さんを間違えてクリックしてしまえば、Aさんに処方すべき薬をBさんに処方してしまうミスが生じます。思い違いや不注意は誰にでも起こり得るのです。

防ぐには 『こう』 すればいいよ！

A あいまいな点がなくなるまで勇気をもって聞き返そう！

　医師からの指示は正確な内容を把握することを意識し、分からないところはかならず確認する習慣をつけましょう。知識が足りないと思われないかと心配しなくても大丈夫。ベテランナースほど、あいまいな点を残さないように聞き返しているはずです。

B 指示の伝え方や受け取り方を工夫しよう！

　指示や伝聞を受けた際は「今日は抗菌薬を投与しないということですか」と自分がどう受け取ったかを伝えられると、伝達ミスに気付きやすいでしょう。
　患者さんについて伝える際は、いっしょにカルテを確認するのがいちばんいい方法です。それがむずかしい場合は、口頭ではなく書面で伝えるとより安全です。できるだけ転記はせず、指示簿のプリントアウトなど、もとの情報に近いものを使用しましょう。

C 指示内容を多職種で確認しよう！

　医師から指示を受ける際には、その指示自体が間違っていないかも確認しましょう。たとえば投薬が指示されて実際に患者さんが薬を飲むまでには、薬剤師や看護師、薬剤を運ぶ看護助手などさまざまな職種の医療従事者がかかわります。だれかが間違いに気付いていれば患者さんに害が及ばなかったのに、と思える医療事故も少なくありません。また、最終的な実施者である看護師がもっとも責任を問われる場合もあるため、指示内容に少しでも違和感があったら薬剤師など専門職のスタッフに聞いてみるといいでしょう。そのためには日頃から多職種と交流をもち、相談し合える関係性を築いておくことが必要です。医療従事者間の円滑なコミュニケーションが指示受けをはじめとしたインシデントを減らし、患者さんに安全な医療を届けることにつながります。

2 点滴時（末梢）

起こりやすいインシデントは **これだ！**

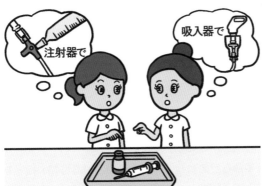

入院患者さんのほとんどは
末梢静脈の点滴投与を
受けている
インシデントの件数が多く、
影響も大きくなるよ

A
吸入薬を静脈注射した！

メプチン吸入薬の与薬経路の指定を確認せず、静脈注射してしまった！

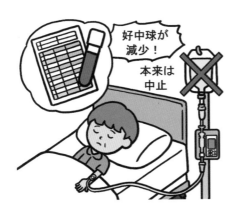

B
中止すべき抗がん剤を投与した

血液検査の結果をだれも確認しなかった！

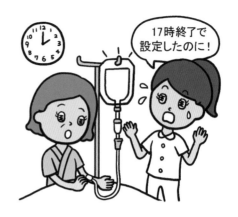

C 点滴が終わるのが早すぎる

滴下速度を合わせたのに大幅に早く空になってしまった！

17時終了で設定したのに！

そのインシデントには **ワケ** がある！

A 投与経路の指示を確認せず思い込みで投与した

　吸入薬を静脈注射するという事故は実際に起こったもので、投与経路の指示を確認せず思い込みで実施したことが原因でした。さらに、この施設では普段から吸入薬を注射器に入れて準備していたため、ダブルチェックした看護師は静脈注射するつもりでいることに気づきませんでした。そのほかにも、シロップを注射器で計量し、別の看護師がそれを誤って静脈注射したという事例が報告されています。

B 抗がん剤の作用や副作用を理解していなかった

　抗がん剤を投与すると副作用で好中球が減少します。そのため、投与前には血液検査で好中球の値を確認し、一定以上減少していれば抗がん剤の投与を中止します。しかし、抗がん剤の投与を指示した医師も、薬剤を準備した薬剤師も、投与を実施した看護師も、血液検査の結果を確認していませんでした。看護師は抗がん剤の作用や副作用、投与前に血液検査をする目的をよく考えず、医師の指示に従ってしまいました。

C 患者さんの体位などによって滴下速度は変動する

　点滴の滴下調整をポンプではなく手動で行う際、患者さんの体勢や腕の向きなどで滴下速度が速まったり、逆に遅くなったりすることがあります。また、点滴の完了時間が想定より大きく異なる場合は、点滴ルートの屈曲や接合部の漏れなどが起こっている可能性もあります（P.47「3. ドレーン・チューブ」参照）。

防ぐには 『こう』 すればいいよ！

A どの経路で投与するか口に出して確認する／静脈注射しない薬剤は注射器に準備しない

　吸入薬やシロップを静脈注射してはいけないことはだれでも知っていますが、思い込みや確認不足によって信じられない事故が起こってしまうのです。

　薬剤には複数の投与経路があります。当たり前と思っても「静脈から点滴で投与します」というように、どの経路で投与するか口に出して確認しましょう。また、基本的なことですが、注射器に準備していいのは血管内にいれるものだけです！　静脈注射しない薬剤は、静脈ラインに接続できないカテーテルチップや薬杯などに準備するようにします。

B 検査結果によって投与を判断する抗がん剤があることを知ろう

　抗がん剤の作用と副作用を理解し、投与の際は何に注意すべきかを考えながら実施しましょう。抗がん剤の種類によっては好中球だけでなくクレアチニンなどの検査値も確認する必要があります。このように、抗がん剤には投与前に検査を行い、投与可能かどうか判断するものがあることを覚えておきましょう。

C 滴下速度は容易に変化するため、こまめに確認する

　点滴の滴下速度は、留置針が手首近くにある場合は手の向きで、前腕にある場合は手首の向きで容易に変化します。また、肘を曲げる、立つなどの動作でも変化するので、滴下調節する際は腕を動かしてもらったりして速度の変化を確認する必要があります。患者さんの動きを予測し、生活をできるだけ制限しないように滴下調節ができるといいですね。慣れないうちはこまめに確認に行きましょう。

3 内服時

起こりやすいインシデントは これだ！

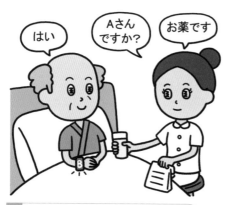

> はい
>
> Aさんですか？
>
> お薬です

いつもと同じようにすれば大丈夫、と思ってしまいがち
内服薬は1週間分まとめて処方されたり同じ薬を飲み続けることが多いから、つい油断してしまう！

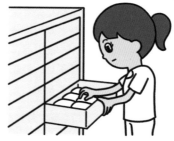

A 薬を投与する患者さんを間違えた

口頭で氏名確認したが、ネームバンドは確認しなかった。

B 配薬カートの中身が間違っている

・配薬カートの薬は確認を怠りがち！
・指示変更が反映されていない場合も！

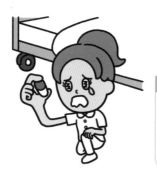

C 渡した薬を患者さんが飲んでいない

意図的に飲まない場合だけでなく、手からこぼれたり、口の中に残っていることも！

そのインシデントには **ワケ** がある！

A 患者さんの氏名を口頭だけで確認してしまった

患者さんは看護師に氏名を口頭で確認された際に、言葉がよく聞こえなかったり認知力が低下していたなどの理由から、間違っていても「はい」と返事をしてしまうことがあります。意思疎通がむずかしい患者さんなのにネームバンドで氏名を確認せず、間違えて与薬する事故も多く起こっています。

B 配薬カートに入っている薬は正しいと思い込んで確認が甘くなる

自分で準備する場合はしっかり確認するのに、だれかが準備してくれた薬は正しいと信じてしまいがち。でも、配薬カートへの入れ間違いや、指示の変更が反映されていないといったミスが起こっている可能性もあります。

C 患者さんは服薬したつもりなのに、飲めていないことも

服薬が嫌で薬を捨てたり隠したりするほか、飲もうとした際に薬剤が手や口からこぼれてしまったり、嚥下機能や認知能力が低下した患者さんでは口の中に残ったままになって内服できていないこともあるので要注意！　さらに、錠剤をケースに入れて患者さんに渡し、服用の際にケースの隅に薬が残っていることを患者さんも看護師も気づかなかったというケースもあります。

防ぐには 『こう』 すればいいよ！

A 患者さんの氏名はネームバンドで確認し、口頭で名乗ってもらう

　患者さんに薬を渡す際は、薬包などに書かれた氏名とネームバンドをかならず照合しましょう。また、意思疎通が可能な患者さんに口頭で氏名を確認する場合は、患者さんに名乗ってもらうようにします。

B 目の前の薬が本当に正しいか常に確認する習慣を付ける

　カートの中の薬は確認済みだから大丈夫と思い込まず、自分が患者さんに薬を渡す担当になったらどんな場合であってもかならず目の前の薬と処方箋や指示書を照合し、改めて本当に内容が正しいかを確認する習慣を付けましょう。もし薬が間違っていた場合は、準備した人よりも投薬を実施した人の責任のほうが重いことを忘れないでください。

C 薬を飲み込むまで見届け、飲み残しがないように目視する

　患者さんに薬を飲んでもらう際は、薬をきちんと飲み込むまで見届けることが看護師の責任です。とくに、嚥下機能や認知能力が低下した患者さんの場合は飲んだ後に口を開けてもらい、口の中に薬が残っていないか目で見て確認するようにしましょう。高齢者は薬を飲み込むまで時間がかかることが多いですが、焦らせることなく見守ることができるといいですね。また、小ケースに内服薬を入れて患者さんに渡すときも、飲み忘れていないかケースの中をよく確認しましょう。

コラム 1

見た目が似ている薬剤を取り違えた！

　アンプルや包装の色・形が似ている薬剤を取り違えるというインシデントは常に起こっています。製薬会社も工夫はしていますが、限界があります。

　見た目が似ていることはインシデントの誘因になりますが、しっかり注意すれば原因にはなりません。薬剤を使用する際は薬剤名を十分確認するようにしましょう[1]。

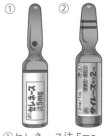

①セレネース注 5mg
②サイレース静注 2mg

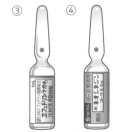

③ヱフェドリン「ナガヰ」注射液 40mg
④ネオシネジンコーワ注 5mg

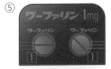

⑤ワーファリン錠 1mg
⑥ラシックス錠 40mg

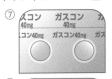

⑦ガスコン錠 40mg

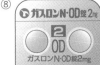

⑧ガスロン N・OD 錠 2mg

引用・参考文献

1）日本医療機能評価機構．医療事故情報収集等事業　第 45 回報告書（2016 年 1 月〜3 月）．https://www.med-safe.jp/pdf/report_45.pdf（2023 年 7 月閲覧）.

4 インスリン注射

起こりやすいインシデントは **これだ！**

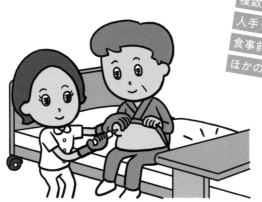

複数の患者さんの投与が重なり、
人手も時間も足りないよ〜！
食事前は食事の用意や介助など、
ほかのケアもあって大忙し！

A
食事をとれない
のに投与

血糖値が下がりすぎ
てしまった！

B
違う患者さんに投与した

複数の患者さんの投与が重な
る場合はミスが起こりやすい！

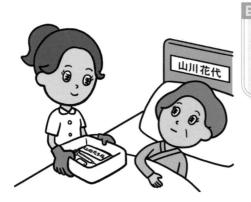

山川花代

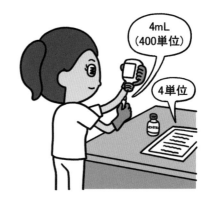

C　「mL」と「単位」を間違える

インスリン専用注射器を使用しなかった！

そのインシデントには **ワケ** がある！

A　インスリン注射の目的を忘れてルーティーン化してしまう

インスリンは栄養摂取による血糖値の上昇を抑えるため、食事前に投与します。食事をとれないのにインスリンを投与すると血糖値が下がりすぎて低血糖が起こります。病院では食事時間が決まっており、インスリン注射もルーティーン化しがちですが、それに慣れてしまって治療や検査による食事時間の変更や食事制限などのイレギュラーに対応できないことが、インシデントを招きます。

B　投与時間が重なり、複数の患者さんの薬剤を準備

インスリン投与は食事前などの指定があり、同じ時間に複数の患者さんの投与が重なります。準備では指示書をダブルチェックしても、投与は1人で実施することも多いでしょう。その際に持っていく薬を間違える、持っていく先を間違えるということが起こりやすくなります。

C　インスリン注射専用注射器を使用しなかった

インスリン注射専用注射器にはmLではなく単位数が表示されています。一般的な注射器の1mLは100単位に当たるので、単位とmLを間違えると量が大きく違ってきます。

実際に、注射ボトルにインスリンを混注する際に専用注射器を使用しなかったために、指示された 100 倍の量を投与した事故が起こってしまっています。

防ぐには 『こう』 すればいいよ！

A 「血糖値を下げるため」という投与目的を忘れない

　インスリン注射をする際は、注射後に血糖値が下がりすぎないか毎回考えましょう。インスリン製剤の作用発現時間や作用持続時間についても理解しておく必要があります。できれば患者さん自身にもインスリン注射の目的を理解してもらい、インスリンの量や食事・経管栄養の摂取状況などをいっしょに確認できるといいですね。

B 6R で患者さんと自分自身を守る

　与薬の際は 6 つの Right（正しい）＝正しい患者、正しい薬剤、正しい目的、正しい用量、正しい経路、正しい時間を確認することが大切というのは皆さん分かっていると思います。でも先輩といっしょに実施したり、先輩が薬を準備してくれたときはつい確認が甘くなっていませんか。どんな場合でも油断は禁物です。どこかにミスや疑問があるかもしれないと、常に新鮮な気持ちで本気で確認する癖を付けましょう。本気の 6R は患者さんはもちろん、責任を担うあなたを守ることにもつながります。

C インスリン注射の際はかならず専用注射器を使用する

　どんなに忙しくても、インスリン投与の際はかならず専用注射器を使用するようにしてください！　インスリン専用注射器と似たものにツベルクリン用や 1mL 注射器があります。インスリン専用注射器には「単位」「UNITS」と表示されているのに対し、ツベルクリン用や 1mL 注射器には「mL」のみ表示されていて紛らわしいため、注射器を使う際には先輩に「この注射器でいいですよね」とひと言確認するのもいいと思います。注射器を間違いやすいことは先輩も分かっていますから、「間違えないようにきちんと確認できているな」と思ってくれるはずです。

コラム　2

針刺し・切創

　患者さんの採血やインスリン注射の際に、使用後の針を誤って指など
に刺してしまう、俗にいう「針刺し事故」。血液・体液曝露（ばくろ）の調査や対策
に取り組む職業感染制御研究会は、「針刺し事故」という言葉には過失や
ミスという意味合いが濃いため、「針刺し・切創」とすることを推奨して
います[1]。

　「針刺し・切創」は医療従事者の中でもとくに看護師が受傷する機会が
多いです。近年は注射針の安全装置が開発されましたが、それでも「針
刺し・切創」の発生件数はなくなりません。

　職業感染制御研究会の対策をもとに P.22 に針刺し・切創の予防策をま
とめました[2]。もし血液・体液曝露を受けてしまった場合は、曝露部位
を流水と石鹸で十分に洗浄後、それぞれの施設のルールに従って報告と
対応を行いましょう。

　表1はエイズ拠点病院 65 施設（平均稼働病床 633 床）の「針刺し・
切創」の集計の抜粋[3]です。手術室や病室で、注射や採血の際に看護師
と医師が受傷するケースが多く、器材を持っていた人以外も受傷してい
ます。また、注射器などの安全機構の作動後でも事故が発生しているこ
とが分かります。感染成立頻度は B 型肝炎ウイルス（HBV）が 10〜30
％と高くなっています。新人ナースの皆さんも HBV ワクチンを接種し
たと思いますが、十分な注意が必要です。

針刺し・切創の予防策（文献 2 を参考に作成）

● リキャップ（使用後に再度針にキャップすること）をしない

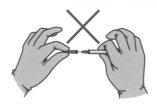

● 翼状針などの安全装置はきちんと最後まで作動させる

● 注射器などを運ぶ場合、準備ではトレイなどを使うが、使用した鋭利器材はトレイに戻さず、針捨てボックスに捨てる

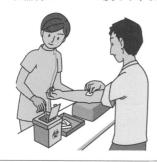

表1 **針刺し・切創 集計表抜粋（2020年4月～2021年3月）**（文献3を参考に作成）

項目		発生件数	%
受傷者	看護師	976	47.7
	医師	499	24.4
受傷場所	手術部	614	29.7
	病室	594	28.7
確定患者の感染症	HCV抗体	142	
	HBs抗原	61	
	HIV抗体	11	
器材の所持	受傷者	1,485	75.8
	受傷者以外	305	15.6
	誰も持っていなかった	170	8.7
受傷の要因	注射器を用いた経皮的な注射（静・筋・皮下・皮内など）	457	24.4
	縫合	300	16.0
	静脈採血	234	12.5
発生状況	器材を患者に使用中（患者の動作による受傷、翼状針・点滴針などの抜針・止血時を含む）	584	29.2
	処置操作の合間（数回の注射の間や薬剤の追加時、器材の受け渡し時など）	219	10.9
	器材使用後から廃棄するまでの間（不適切な搬送容器やリネンなどに紛れ込んでいた）	146	7.3
使用器材	使い捨て注射器の針	515	25.6
	縫合針	332	16.5
	翼状針（真空採血セット・点滴セットと接続された翼状針を含む）	182	9.0
安全機構は使用したか	いいえ	1,426	78.9
	はい	381	21.1
安全機構使用時の受傷時期	安全機構の作動前	151	45.3
	安全機構の作動後	85	25.5
	安全機構の作動中	76	22.8

引用・参考文献

1）職業感染制御研究会. 血液・体液曝露とエピネット日本版の標記・表現について：研究会の提言. http://jrgoicp.umin.ac.jp/index.html（2023年7月閲覧）.

2）職業感染制御研究会. 針刺し予防. http://jrgoicp.umin.ac.jp/index_prevent_2.html（2023年7月閲覧）.

3）職業感染制御研究会. 針刺し・切創 2020年度. http://jrgoicp.umin.ac.jp/index_jes_reports.html（2023年7月閲覧）.

5 麻薬の管理・麻薬の取り扱い

起こりやすいインシデントは **これだ！**

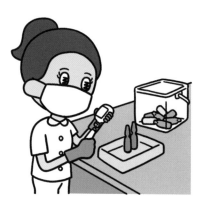

医療用麻薬は種類ごとに
投与経路や量が異なるので要注意！
近年は麻薬の種類も増え、間違いが
起こりやすくなっているよ

A

使用後のアンプルをほかの薬と
いっしょに捨てる

麻薬は取り扱いルールが厳しい！

B

貼付薬が
剥がれていた

古い貼付薬の剥がし
忘れも！

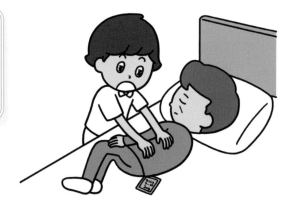

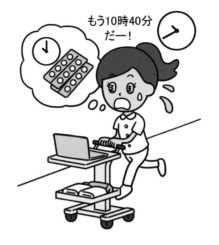

C 薬の内服時間を忘れていた

麻薬は使用直前にしか準備できないので、業務が多忙だと忘れやすい！

もう10時40分だー！

そのインシデントには ワケ がある！

A 医療用麻薬には特有のルールが多い

麻薬の管理や取り扱いは「麻薬及び向精神薬取締法」で決められており、ほかの薬剤とは異なるルールがあります。たとえば、注射の際は空になったアンプルやアンプルの中に残った薬剤、シリンジポンプの注射器に残った薬剤、こぼした薬剤をそのまま捨ててはいけません。

B 貼付薬の取り扱いは意外とむずかしい

麻薬の貼付薬は市販の湿布薬と比べると少し硬く、大きさもさまざまです。3日ごとの交換など長時間貼っておかなければいけないものもあるため、患者さんの体動や汗などで剥がれてしまうことがあります。さらに、貼り替え時にはしっかり貼ることに集中するあまり、古いものを剥がし忘れるというミスも起こっています。

C 麻薬は事前に準備できないので、内服時間を忘れやすい

麻薬は金庫に保管し、使用する直前しか取り出せないルールになっています。

そのため、たとえば受け持ち患者さんのラウンドに行く前に麻薬を準備しておくことができず、しかも 12 時間ごとの内服や 72 時間ごとの貼付など使用には細かく時間が指定されているので、ほかの業務を行っていて忘れるというケースが多くなります。

防ぐには『こう』すればいいよ！

A 場面ごと、種類ごとに異なる麻薬のルールを覚えよう

　麻薬の取り扱いについては、法律に基づいて各施設でルールを定めています。薬局での受け取り、病棟での保管、投与前の準備、投与、投与期間中の確認、投与後の片付け、記録、薬局への返納といった場面ごとにルールが決められ、それは注射薬・内服薬・貼付薬・坐薬など麻薬の種類によって異なることもあります。

　すべてを完璧に覚えるのは簡単ではありませんが、麻薬はダブルチェックが必須なので、先輩といっしょに手順書などを確認しながら少しずつ慣れていきましょう。

B 剥がれにくいように貼付するのが看護師の腕の見せどころ

　仰臥位の患者さんに貼付薬を貼る際は、起き上がったらどの位置にくるのか、ウエストゴムや骨突出部に当たらないか、汗をよくかくタイプか、どちら向きに寝ることが多いか、など患者さんの体質や習慣をふまえて剥がれにくいように貼付し、しっかり圧迫して固定します。

　また、貼付薬の剥がし忘れを防ぐために、貼付薬に日時を書いてから貼付し、看護記録に貼り替えた日時と部位を書いておきましょう。

C 先輩の忘れ防止の工夫を真似たり、与薬の予定を周囲に伝える

　麻薬に限らず、指示された時間どおりに実施しなければいけないことは多くの場面であります。手元の記録用紙の書き方やアラーム、麻薬持ち運び用の空の袋やトレーを目に付くところに置くなど、先輩たちが時間を忘れないためにしている工夫を真似してみましょう。また、業務開始時に「○○さんに△△を 10 時に与薬します」とリーダーナースや周りの人に宣言しておくと、声をかけてくれたり（もうすぐ 10 時だから清拭は頼まないでおこう）などと配慮してくれるでしょう。

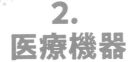

2.
医療機器

「振り返って
再確認！」

1 人工呼吸器

起こりやすいインシデントは **これだ！**

人工呼吸器装着の初期や、浅めの鎮静時は要注意！

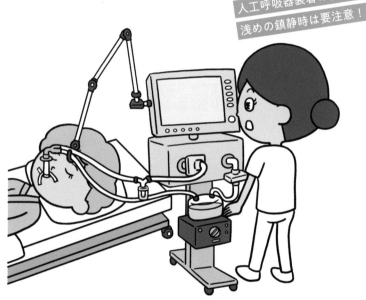

A
回路が外れたり
緩んでいた

回路はつなぎ目だらけ。接続部は外れやすい！

B
消音（オフ）に
なっていて
急変に気付かなかった

アラームが設定されていないこともあるので要注意！

C
滅菌精製水の残量や
温度、加温加湿器の
電源の確認忘れ

夜勤時や急いでいるときはどこか見落としがち！

そのインシデントには ワケ がある！

人工呼吸器のインシデントは命にかかわるものが多くあります。次の3つの落とし穴を覚えておきましょう。

A 人工呼吸器は回路外れのインシデントがもっとも多い

痰の多い患者さんの吸引をした際、人工呼吸器の回路と気管チューブとの接続が外れているのに気付かず、チアノーゼが発生したというインシデントがありました。痰が多い患者さんは気道内圧の上昇による人工呼吸器の回路内からの緩みと、体動による外からの緩みが重なり、回路の接続が外れやすくなります。

B 設定の不備や起動忘れでアラームが鳴らなかった

アラームが初期設定のままだったり、アラーム値の設定が低すぎたりして、回路が外れてもアラームが鳴らなかったというインシデントが起こっています。また、体位変換や清拭、吸引、口腔ケアなどで一時的にアラームをオフにして戻すのを忘れ、人工呼吸器の自己抜去の発見が遅れた事例もあります。

C 加温加湿器の存在を完全に見落とした

人工呼吸器装着中の患者さんを担当するナースは、ベッドサイドモニタに気を取られやすく、忙しいときなどは加温加湿器の電源が入っているか、滅菌精製水の量や温度は適切かという確認を忘れることがよくあります。

防ぐには 『こう』 すればいいよ！

A 回路は複雑なので、触ってたどって確かめる

呼吸器の回路の空気漏れは患者さんの呼吸困難を引き起こし、苦しくて動くことで自己抜去になる場合もあります。体位変換やわずかな体動でも接続部は緩むので、訪室のたびに回路を触りながらたどって異常がないか確認しましょう。とくに見落としやすいポイントが4つあります。

- 気管チューブと蛇管　　　　● 人工鼻と回路
- ウォータートラップの蓋　　● フレックスチューブと気管チューブ

　回路点検は、回路外れだけでなく自己抜管の防止にもなります。回路点検をしたときは看護記録に残すことも有効です。

B アラームの設定値、オンオフの切り替え、音量にも注意!

　人工呼吸器は患者さんの呼吸状態に合わせ、頻繁に設定を変更します。体位変換時や移動時にアラーム音を一時的にオフにしたり、スタンバイ状態にしたりすることもあります。また、夜間にはアラーム音を小さめに設定し、聞き逃しの落し穴になることも。人工呼吸器の設定のチェックリスト項目はとても多いので覚える必要はありませんが、アラームがオンになっているか、音量や設定値は適切かといった確認は重要です。

C 加温加湿器は見落としやすいことを覚えておこう

　加温加湿器は人工呼吸器の下方にあることが多く、とくに夜勤では見落とすことがよくあります。また、アラーム設定がないため、不備が放置されやすいです。患者さんに重大な影響は与えないまでも、痰が増えたり、乾燥によって痰が固くなるので、加温加湿器の電源が入っているか、滅菌精製水の量と温度は適正かという 3 点はかならず確認しましょう。

人工呼吸器回路はパズル！？ 使うアイテムに注意しよう

（人工鼻と加温加湿器のガスの流れ）

●人工鼻

【吸気回路】

①吸気弁→②バクテリアフィルタ→③蛇管→④Yピース→⑤人工鼻→⑥フレックスチューブ（L字コネクタ）→⑦気管チューブ→患者さん

【呼気回路】

患者さん→⑦気管チューブ→⑥フレックスチューブ（L字コネクタ）→⑤人工鼻→④Yピース→⑧蛇管→⑨ウォータートラップ→⑩蛇管→⑪呼気弁

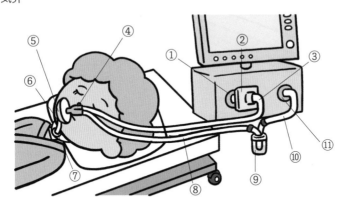

●加温加湿器

【吸気回路】

①吸気弁→②バクテリアフィルタ→③蛇管→④加温加湿器→⑤蛇管→（ネブライザ）→⑥Ｙピース→⑦Ｌ字コネクタ→⑧気管チューブ→患者さん

【呼気回路】

患者さん→⑧気管チューブ→⑦Ｌ字コネクタ→⑥Ｙピース→⑨蛇管→⑩ウォータートラップ→⑪蛇管→⑫呼気弁

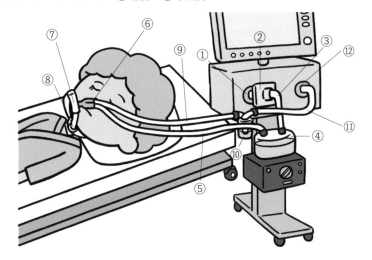

　人工呼吸器の人工鼻と加温加湿器はどちらも送られてきたガスを加湿するためのものですが、いっしょに使用すると人工鼻が閉塞し、患者さんの換気が困難になったというインシデントが発生しています[1]。

　医療現場で一般的に使われている人工呼吸器はとても複雑な構造のため、人工呼吸器のメーカーに合わせたアイテムを使用することが大切ですが、手に入りにくいことがありますので、基本的な回路を復習しておきましょう。

引用・参考文献

1）医薬品医療機器総合機構. PMDA 医療安全情報. 臨時号 No.1. 2020 年 4 月. https://www.pmda.go.jp/files/000234785.pdf（2023 年 7 月閲覧）.

2 酸素吸入

起こりやすいインシデントは **これだ！**

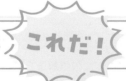

術後の患者さんや、
体動が激しかったり
意思表示できない
患者さんは要注意！

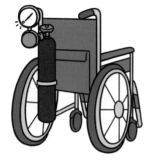

A 酸素ボンベの元栓が
開いていなかった

酸素流量計を合わせていたのに術後
の患者さんの SpO₂ が低下していた！

B 移動時に酸素の残量が
足りなくなった！

車椅子で移動中、気付い
たら酸素ボンベの残量がゼ
ロに！

C 酸素カニューラを使用
したのに酸素不足！？

患者さんは鼻ではなく、
口で呼吸していた！

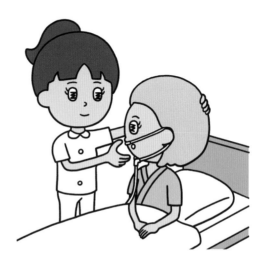

そのインシデントには ワケ がある！

先輩ナースといっしょに手術室に患者さんをお迎えに行く場面です。病棟に戻ると患者さんの SpO_2 が下がり始めました。思い当たる原因を考えてみましょう。

A 酸素ボンベの元栓が開いていなかった

手術室などで酸素療法を開始する際は、医師から口頭で指示を受け、急いで流量設定をします。酸素ボンベの元栓を開けていなくても元栓と圧力調節器の間にある酸素が流れるため、ミスに気付きにくいのです。途中で酸素がなくなり、患者さんの SpO_2 が下がってしまうインシデントが多発しています（※ P.36「コラム」参照）。

B 移動時に酸素の残量が不足してしまった

酸素ボンベを使用しながら移動する場面では、エレベーター待ちや途中で吐き気などの対応が必要になることもあり、移動時間より多めに酸素量を想定しておかないと残量不足になります。

C 口呼吸の患者さんに酸素カニューラを使用した

酸素カニューラを使用しても患者さんの SpO_2 が上がらず、確認してみると口呼吸をしていたということはよくあります。

防ぐには 『こう』 すればいいよ！

A 酸素ボンベは元栓と流量設定ダイヤルの開栓が必要

酸素ボンベは、元栓と流量設定ダイヤルの2カ所を開栓しないと酸素が流れない仕組みになっています。元栓は開閉の文字が黒塗りでパッと見ただけではわかりにくいものもあるため、注意しましょう。流量設定ダイヤルは数値タイプとボールタイプのものがあります。ボールタイプはボールの真ん中に設定数値ラインがくるようにしましょう。

B 酸素残量の目安を知っておく

　検査やリハビリなどの移動時は病室に戻ってくるまでの所要時間を考えて酸素ボンベの残量を確認する必要があります。患者さんの酸素の設定量が多ければ、たくさんの酸素が必要になります。

　酸素使用可能時間（分）＝ボンベの容積 3.4（L）×圧力計の表示〔MPa（メガパスカル）〕× 10/ 酸素流量（L/ 分 ）

（※一般的に病院で使われているガスボンベは 500 L なので、ボンベの容積は 3.4 とする）

　たとえば、術後の患者さんを迎えに行く場合は 10MPa あれば 10L の酸素マスクなら 34 分使用できるので十分と判断できます。

C 患者さんの呼吸に合った方法を選ぶ

　患者さんに痰の喀出を促し、酸素の流量を増やしても SpO_2 値が上がらなければ、口呼吸をしているかもしれないので確認してみましょう。口呼吸の場合は、口の周りの酸素濃度が高くなるような工夫が必要です。酸素マスクは患者さんにとって窮屈なこともありますので、病棟にオキシマスクやオキシマイザーなどがあれば交換してもいいでしょう。また、鼻呼吸ができているのであれば、カニューラの先が鼻腔に向かっているかも確認してみましょう。

新人ナースに知っておいてほしい！
『酸素ボンベの落とし穴』

　酸素 3L/ 分投与中の患者さんを検査移送するため、車椅子と酸素ボンベを準備しました。その際、圧力計の数値が 10MPa だったため、十分な酸素残量があると判断しました。

　流量を 3L に設定して酸素の流出を確認後、中央配管から酸素ボンベに酸素ルートをつなぎかえました。しかし、検査室へ移動中に患者さんの SpO_2 値が 80％に低下。酸素ボンベを確認すると元栓が開放されておらず、準備時に確認したのは圧力調整器に残っていた酸素の放出であり、一時的な流出を確認していたとわかりました。

　日本医療機能評価機構では、酸素ボンベ使用時は①バルブ（元栓）、②圧力計、③流量設定ダイヤルを確認するとしています [1]。

　また、インシデント予防のため、圧力計をゼロにした状態で元栓と流量設定ダイヤルを閉めておくことを推奨している施設が多いです。

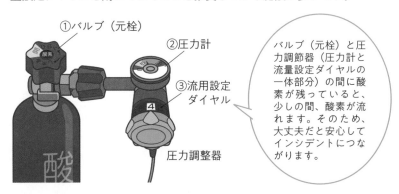

①バルブ（元栓）
②圧力計
③流用設定ダイヤル
圧力調整器

> バルブ（元栓）と圧力調節器（圧力計と流量設定ダイヤルの一体部分）の間に酸素が残っていると、少しの間、酸素が流れます。そのため、大丈夫だと安心してインシデントにつながります。

引用・参考文献

1）日本医療機能評価機構. 医療安全情報. No.168. 2020 年 11 月. https://www.med-safe.jp/pdf/med-safe_168.pdf（2023 年 7 月閲覧）.

3 輸液ポンプ

起こりやすいインシデントは これだ！

輸液開始時、交換時、医師からの指示変更時は要注意！

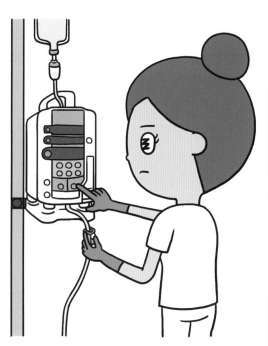

A 輸液ポンプのチューブのクレンメを開放していなかった

患者さんに薬剤を投与できていなかった。開始ボタンの押し忘れも多い！

B フリーフロー現象（過剰注入）

クレンメを開放したまま、ドアを開けて輸液を過剰投与してしまった！

C 流量の設定を間違えた

流量と予定量を逆に設定してしまった！

そのインシデントには ワケ がある！

　新人ナースが末梢挿入式中心静脈カテーテル（PICC）を挿入している患者さんの点滴の変更を頼まれ、ベッドサイドで輸液ポンプを操作する場面です。輸液ポンプは実習でもよく登場する身近な医用工学機器（Medical Engineering）です。だからこそ、多くのインシデントが発生しています。輸液は、一度体内に入ると取り戻せません。とくに新人時代にミスしやすい3つを覚えておきましょう。

A 確認だけで安心して輸液が投与できていなかった

　輸液ポンプ操作時は患者さんの氏名、薬剤名、輸液の残量、流量、ルート刺入部など確認事項が多く、完了後は安心して気が緩みがち。開始ボタンを押したものの、輸液セット（チューブ）のクレンメを開放し忘れていて患者さんに薬剤が投与できていなかった事例や、開始ボタンを押し忘れていた事例も多く報告されています。

B 操作に必死で、ポンプの仕組みや目的を考えていなかった

　経験が浅い新人ナースは輸液ポンプの操作に必死になり、チューブのクレンメをしっかり閉じる前にドアを開けるというミスをしてしまうことがあります。その結果、フリーフロー現象によって患者さんの体調が急変するインシデントが起こります。

C 流量設定時にうっかり数値を入力し間違えた

　機種にもよりますが、輸液ポンプはさまざまな薬剤に対応できるように流量設定幅が1〜600mL/時と広く、1桁ずつ設定できるものが多いです。任意性が高い分、流量設定の桁間違いや、流量と予定量を逆に設定するなどのインシデントが起こっています。

防ぐには 『こう』 すればいいよ！

A チューブのクレンメ開放と開始ボタン ON を忘れない

輸液ポンプは新人ナースが早い時期から任される ME 機器です。忙しい臨床現場ではすぐにダブルチェックしてもらえるとは限らないため、マニュアル通りに操作することを心がけましょう。とくに「クレンメの開放（全開）」と「開始ボタン ON」は忘れやすいことを意識し、操作の 1 つひとつを声に出して指差し確認し、確実に実行することが効果的です。

●豆知識

チューブのクレンメはかならず輸液ポンプの下方にセットします。閉塞の原因を取り除いたときに一気に注入されることを防止するためです。また、開始ボタンを押し忘れると 2 分ほど後にブザーで通知されますが、すでに退室していて気付かないケースが多いです。

B クレンメの閉め忘れによるフリーフロー現象に注意する

チューブのクレンメをしっかり閉じないままドアを開けたり、まっすぐ正しい位置にチューブがセットされていないと、薬液が患者さんの体内に投与され続けます。これをフリーフロー現象といいます。クレンメの開閉のタイミングの確認とチューブを正しくセットができればＯＫです。

●豆知識

フリーフロー現象や液切れを防止する点滴プローブ設定は、光の量で異常を発見するため直射日光が当たっていると機能しません。また、フリーフロー現象が急速に起こった場合は、光量の変化がわずかなので検知されません。

C 幅広い流量設定ができるからこそ、数値は正確に入力する

ポンプを使用する患者さんは厳密な薬剤管理を必要としており、医師からの流量指示は患者さんの状態に合わせて毎日変更します。流量設定もそのつど行うため、思い込みや見間違いによるミスが多くなりがちです。設定数値はよく確認し、流量と予定量の入れ違い入力にも注意しましょう。

●豆知識

流量と予定量を逆に設定してしまった場合、流量より予定量が少ないとアラー

ムが鳴りますが、そのまま開始ボタンを押せば開始できてしまうため、ミス防止につながらないことも多いです。

　また、輸液ポンプは輸液セットの滴数の選択（20滴または60滴）が必要です。

4 シリンジポンプ

起こりやすいインシデントは **これだ！**

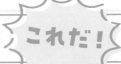

同時に複数台のポンプを
使用しているときは要注意！

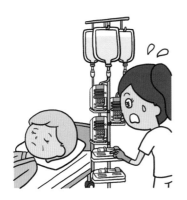

A 複数あるシリンジポンプを
取り違えた

違うシリンジを操作してしまった！　薬剤を間違えた！

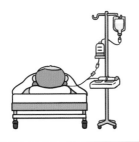

B シリンジポンプの
流量設定を間違えた

設定モードが複数あるため、
流量を間違えてしまった！

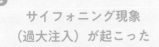

C サイフォニング現象
（過大注入）が起こった

ポンプの位置がベッドより高いと、落差で設定以上の薬液が体内に注入されてしまう！

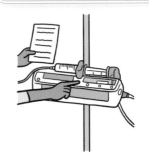

シリンジポンプを複数台使用している患者さんの薬剤がなくなり、シリンジ交換を頼まれた場面です。先輩はほかの業務があり、ダブルチェックは後で行います。慌てずにシリンジポンプを操作するために次の3つのポイントを覚えておきましょう。

A 複数のシリンジポンプがあると混乱する

シリンジポンプを同時に複数台使用することは少なくありません。操作時に薬剤名を確認せずに別の薬剤が入ったシリンジと交換した、違う薬剤の入ったシリンジポンプを早送りしたり流量変更したというインシデントがたびたび起こっています。

B 思い込みや見間違いによる流量設定ミス

設定モードが複数あり、流量設定も幅広いため、思い込みや見間違いにより桁違いで流量を設定してしまうインシデントがよく起こります。

C サイフォニング現象によって薬剤が大量投与された

ポンプが患者さんのベッドより高い位置にあるとき、落差で自然に薬液が体内に注入されてしまうことをサイフォニング現象（過大注入）といいます。シリンジのセットに不備があると、サイフォニング現象が影響して薬剤が正しく投与されません。

防ぐには 『こう』 すればいいよ！

A 複数台のシリンジポンプ使用時は、同時に 6R をダブルチェック！

シリンジポンプの操作を要するのは、薬剤がなくなってすぐ交換しなければならない、患者さんに痛みがある、鎮静が弱まって体動が激しくなった、など緊急の場面が多いです。しかし、急いでいるからこそ複数台使用時はミスが起こりやすいため、同じタイミングで薬剤名や指示量などの 6R をダブルチェックすることが重要です。その際は点滴チューブが正しくセットできているかもいっしょに確認するようにしましょう。

B シリンジポンプの「設定モード」と「流量の桁」が正しいか確認

シリンジポンプの設定には、ディプリバン用の TCI モードや「mL/h」、「μg/kg/min」など複数のモードがあります。また、流量設定の桁数は、主要メーカーでは 0.01〜1200.00 mL/時まで幅広く、小数点の存在がわかりにくいものも多いです。設定した薬剤量や溶液量を投与直前に確認し、換算された流量が正しいかまで確認できるとさらにいいですね。

C サイフォニング現象とシリンジのセットミスを予防する

ポンプを設置するときは患者さんの点滴の刺入部の高さに合わせ、サイフォニング現象を予防することが大切です。

また、シリンジのフランジが正しくスリットにセットされているか、押し子とスライダが密着しているか、シリンジホルダがセットされているかなども確認しましょう。

5 心電図モニタ

起こりやすいインシデントは これだ！

手術室などからの帰室時や
緊急入院時に装着する際は要注意！

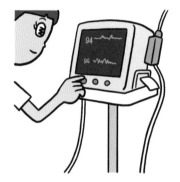

A 送信機とセントラルモニタが
つながっていなかった

患者さんの登録番号間違いや電源を入れ忘れるなどで、生体情報がセントラルモニタに送信されていなかった！

B セントラルモニタや送信機の電池切れ

送信機の電池切れが表示されていたが、すぐに電池交換しなかった！

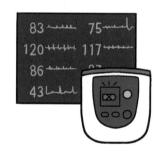

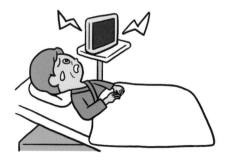

C 心電図モニタアラームが
鳴ったのに訪室しなかった

いつものアラームだと思い込んで対応遅れに！

そのインシデントには ワケ がある！

　緊急入院した患者さんに心電図を装着している場面です。どのようにしたら正しく心電図を設定できるか、ポイントを覚えておきましょう。

A 送信機とセントラルモニタがつながっていなかった

　患者さんの情報登録の際、送信機の番号間違いや電源の入れ忘れのせいで生体情報がセントラルモニタに送信できず、心電図の電波が送信されなかったために患者さんの変化に気付かなかったというインシデントが報告されています。

B 電池残量が不足していたのにすぐ交換しなかった

　電池残量が減少したときはセントラルモニタと送信機の両方に電池交換マークが表示されます。しかし、それに気付いていながらすぐに電池交換を行わなかったため、電力不足で異常を感知できずに患者さんが亡くなったという事例もあります。

C 頻繁に鳴るアラームに慣れてしまい、急変を見逃した

　不整脈や頻脈・徐脈があると頻繁に心電図アラームが鳴ります。通常は速やかに対応しますが、忙しいとアラームが鳴ってもまたいつもと同じ症状だろうと思い込んで後回しにしがちです。その結果、患者さんの致命的な急変を見逃したというインシデントが複数報告されています。

防ぐには 『こう』 すればいいよ！

A セントラルモニタへの送信を、自分の目で確認する

　心電図モニタ装着時は、患者さんのベッドサイドにある送信機の液晶画面と、ナースステーションにあるセントラルモニタの両方に波形が表示されます。患者さんの心電図の情報がセントラルモニタに正常に送信されているかを実際に自分の目で確認することは、命にかかわる優先順位の高い業務であり、ナースの重要

な役割です。

B 電池交換マークが出たら待ったなし！ 即対応を習慣づける

　電池残量が少なくなっているのにすぐ対応しなかった理由として「患者さんがベッドにおらず、交換できなかった」「ほかの患者さんへの対応が重なり、忘れてしまった」などが挙げられています。送信機の電池の減りは早いため、セントラルモニタに電池交換マークが表示されたら、電池がなくなる前にすぐ交換することを意識しましょう。

C 心電図モニタのアラームが鳴ったら、とりあえずすぐ駆けつける

　心電図モニタのアラームが鳴ったら、緊急性が低いかもしれなくてもすぐに患者さんのベッドサイドに行きましょう。新人の自分が行っても対応できないと躊躇することはありません。ひとまず様子を見に行き、いつもと違うように感じたら緊急コールで応援を呼びましょう。わからなければ先輩にお願いすればいいのです。急変を見逃さないことが大切です。

3.
ドレーン・チューブ
「整理整頓で
自己抜去を
減らすべし！」

1 中心静脈カテーテル

起こりやすいインシデントは **これだ！**

輸液の交換時や
ルート交換時は要注意！

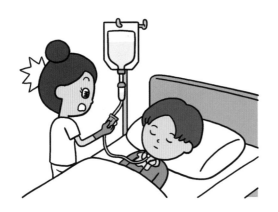

A 接続部が緩んでいた

輸液や血液が漏れてしまった！

B ルートを十分確認しなかった

チューブの屈曲に気付かず滴下調整してしまった！

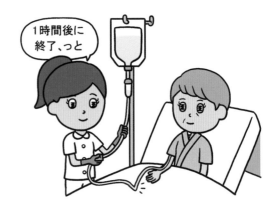

1時間後に終了、っと

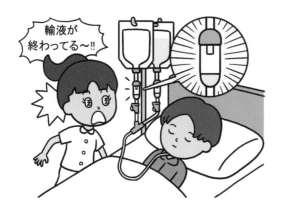

輸液が
終わってる〜‼

C カテーテルが
閉塞した！

側管の点滴終了後に
本体を再開するのを忘
れたために、血液が凝
固してしまった！

D カテーテルを
切断した

カテーテルがよく見
えていない状態でハサ
ミを使用してしまっ
た！

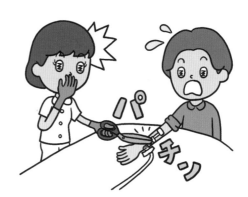

パ

チン

そのインシデントには　**ワケ**　がある！

中心静脈カテーテルでは、末梢ルートでは投与できない高カロリー輸液などが
投与されます。そのため、重大な事故になりやすく注意が必要です。

A 接続部の確認が抜けていた

ルート交換をしたときに接続が緩くて接続部が外れてしまうことや、患者さん
が動くたびに接続部がすこしずつ緩んで外れることがあります。接続が外れると
出血や空気塞栓といった大きな事故につながるリスクが高く、注意が必要です。

B ルートが屈曲していることに気付かず、滴下調整した

　ルートが屈曲した状態で滴下調整をすると、屈曲が解除されたときに輸液が急速に投与され、血糖値の大きな変動を招く危険性があります。また、患者さんの体位によっても滴下速度が変わることがあります。

C 側管の点滴終了後、本体の再開を忘れていた

　高カロリー輸液を止めて別の薬剤を側管から点滴で投与することがあります。その際、側管の点滴終了後に本体の点滴再開を忘れてしまうと、血液が凝固してカテーテルが閉塞し、再挿入しなくてはならなくなります。

D カテーテルをよく確認せずハサミを使用した

　ルート交換時にハサミで絡まったテープをカットしたところ、末梢挿入式中心静脈カテーテル（PICC）も切断してしまう事故が少なくありません。カテーテルがよく見えていない状態でハサミを使用したことが原因の事故です。

防ぐには 『こう』 すればいいよ！

A 刺入部から接続部、ルート全体を確認する

　チェックの際は、刺入部が抜けてないか、縫合糸は外れていないか、発赤・腫脹・熱感はないか、接続部の緩みやルートの屈曲・閉塞がないかを確認しましょう。

　また、三方活栓同士の接続は破損や接続外れの原因になるので最小限にします[1)]。

B ルート全体と患者さんの体位の確認が大切

　ルートの屈曲や患者さんの体位によって急速投与にならないよう、ルート全体をよく確認し、仰向けになった姿勢で輸液を開始するなど、滴下速度が変化しないように注意します。もし、急速投与になった場合は、高濃度のブドウ糖が急速に体内に入って高血糖になり、その後、一時的にインスリンの分泌が増加して低血糖になります。すぐに医師に報告しましょう。

C タイマーを使うなど、再開を忘れないように工夫する

　別の患者さんの対応に時間がかかり、再開を忘れてしまうことは起こり得ることです。終了予定時間にタイマーをセットするなど、忘れない工夫をすることが大切です。あるいは自然滴下ではなく、輸液ポンプを使用することも検討しましょう。

D テープを剥がす際、ハサミは極力使用しない

　患者さんの身体の近くでハサミを使用すると、皮膚を傷つけてしまう可能性もあります。サージカルテープは皮膚を押さえながらテープを180°反転させて剥がします。フィルムドレッシング材はテープの上を押さえながらゆっくり水平に引っ張ります。慌てて剥がすとテープがカテーテルに絡まってしまうので、うまくできない場合は1人で何とかしようとせず、先輩に相談しましょう。

引用・参考文献

1）医薬品医療機器総合機構．PMDA 医療安全情報．No.48．2016 年 1 月．https://www.pmda.go.jp/files/000209347.pdf（2023 年 7 月閲覧）．

中心静脈カテーテル挿入時に起こる CRBSIって知ってる？

　カテーテル関連血流感染（catheter-related bloodstream infection: CRBSI）は、中心静脈カテーテルを挿入中の患者さんに起こりやすい合併症です。38℃以上の発熱や悪寒戦慄がみられた場合にはCRBSIの発症を疑い、カテーテルを抜去して抗菌薬を投与します。

　留置中の管理として、フィルムドレッシング材は7日ごと、ガーゼは2日ごとに交換し[1]、交換時はカテーテル挿入部位の皮膚を観察しましょう。ドレッシング材が汚れたり、剥がれたりした場合も交換しますが、交換頻度が高いとカテーテル感染のリスクが高くなるので[1]、剥がれないように固定方法を工夫したり先輩に相談したりしましょう。

引用・参考文献

1）CDC. Guidelines for prevention of intravascular catheter-related infections, 2011. https://www.cdc.gov/infectioncontrol/pdf/guidelines/bsiguidelines-H.pdf （2023年7月閲覧）.

2 ドレーン一般

起こりやすいインシデントは これだ！

体位変換時、移動時、患者さんが不穏のときは要注意！

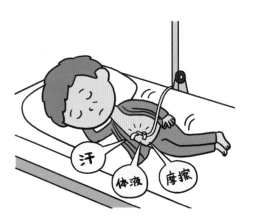

A 固定テープが剥がれかけている

体位を変えたらテープが剥がれてしまった！

B 屈曲・閉塞・ねじれが起こった

体位変換時に屈曲してしまい、排液できていなかった！

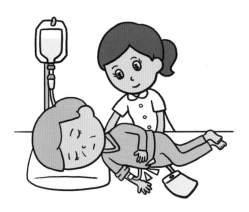

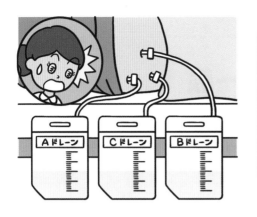

ラベルの記述が
間違っていた！

・ドレーンの左右を間違えて
記載した！
・排液量などの情報が間違っ
ていた！

そのインシデントには **ワケ** がある！

　術後、たくさんドレーンが入っている患者さんを受け持った場面です。ドレナージは大切な治療なので、異常の早期発見のために気にかけてほしいポイントを3つ紹介します。

A 汗や摩擦でテープが剥がれるとドレーンが抜けやすい

　患者さんが体位を変えたときなどにドレーンが抜けた、抜けかけたというインシデントが多数報告されています。ドレーンのチューブは短いため、ベッド柵や点滴スタンドにかけてあるドレーンバッグに引っ張られやすくなります。固定テープが患者さんの汗や体液、摩擦で剥がれていると容易に抜去します。

B ドレーンは細く柔らかいため、屈曲・閉塞・ねじれが起こりやすい

　体内に挿入するドレーン類は細く柔らかい素材でできているため、体位変換や移動時に屈曲・閉塞・ねじれが生じやすくなります。ドレーンの屈曲・閉塞・ねじれは、排液を妨げます。

C 確認が十分できない状況でラベルを記載している

　ドレーンの挿入部位や排液の量・性状の変化は非常に重要な情報のため、電子カルテに記載されて申し送りでもよく耳にします。しかし、手術室やICUなど

では慌ただしいなかで記入するので、本来あってはならないことですがドレーンの左右を入れ違って記載したり、排液量などが間違っていることもよくあります。

防ぐには『こう』すればいいよ！

A テープが剥がれない方法で固定する

ドレーンは皮膚に糸で縫い付けてテープで固定しますが、糸が切れたり、汗や摩擦などでテープが剥がれることがあります。ドレーンは位置がずれるだけでもドレナージができなくなるため、固定の際はテープをオメガ留めにして剥がれないようにします（右図）。スキントラブル防止のために固定テープは毎日交換できると良いでしょう。

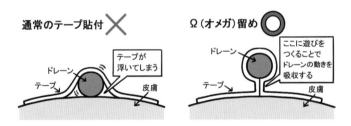

通常のテープ貼付 ✕

テープが浮いてしまう

ドレーン
テープ
皮膚

Ω（オメガ）留め ◯

ドレーン
テープ
皮膚

ここに遊びをつくることでドレーンの動きを吸収する

B 体位変換時や移動時はドレーンの経路を確認する

体位変換を2人で行う場合は、お互い自分の側のドレーンの挿入部位を確認し、屈曲などが起こらないように声をかけ合うようにしましょう。1人で行う場合は、問題なさそうならドレーンバッグを一度外して近くに置き、変換完了後に再度セットします。固定テープが剥がれていないか、挿入部位に痛みや違和感がないかも確認しましょう。

C 排液バッグを観察し、ラベルの記載が正しいか確かめる

複数のドレーンが挿入されている場合、タグやラベルを貼ることは有効ですが、その内容が合っているか毎回確認しましょう。ドレーン挿入部位、固定テープ、接続部、ドレーンバッグまで触りながら異常がないかを確認し、排液バッグの量・性状・色などの変化を観察する習慣をつけましょう。

3 低圧持続吸引器（SB バック）

起こりやすいインシデントは これだ！

ドレーン挿入時や、
排液後は要注意！

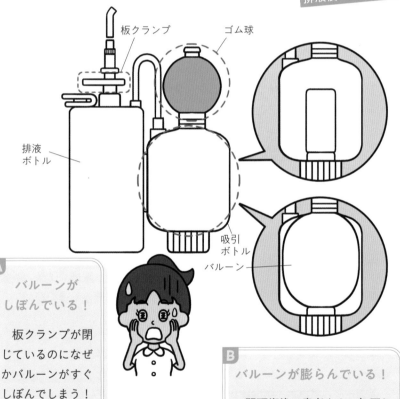

板クランプ

ゴム球

排液
ボトル

吸引
ボトル

バルーン

A バルーンが
しぼんでいる！

板クランプが閉
じているのになぜ
かバルーンがすぐ
しぼんでしまう！

B バルーンが膨らんでいる！

開頭術後の患者さんに加圧し
て頭痛を引き起こした！

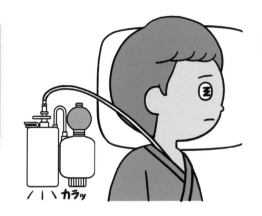

C 板クランプを
開放し忘れて
吸引できていなかった！

板クランプは最後に開放す
る手順なので忘れがち！

D アレルギー症状が出現！

ゴム球が天然ゴム製で、患
者さんはゴムアレルギーだっ
た！

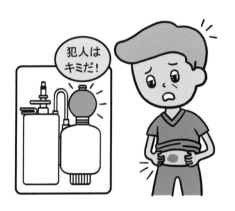

犯人は
キミだ！

そのインシデントには　ワケ　がある！

　新人ナースが術後の患者さんの SB バックを確認するように先輩から指示され
た場面です。膀胱留置カテーテルや排液バッグとは形状が異なる SB バックの仕
組みと排液方法を学びましょう。

A　バルーンがしぼむのは空気漏れが原因

　板クランプで集液ポートを閉じているにもかかわらず、バルーンが 2〜3 分で
収縮する場合は空気漏れ（リーク）の可能性があります。SB バックに不備があ

るほか、ドレーンが抜けかけていたり、脇から空気が漏れていることも考えられます。

B 加圧する？　しない？　バルーンの状態はどれが正しい？

SBバックはバルーンを膨らませ、加圧して創部から排液を吸収します。しかし、髄液漏が起こりやすい開頭術後は半日程度加圧しなかったり、出血しやすい骨盤内の術後も自然圧とすることがあり、その際バルーンは膨らませないのが正解です。

開頭術後に医師が誤って加圧指示を出したというインシデントがある一方、加圧すべきなのにできていなかったインシデントも頻発しています。バルーンはどの状態が正しいのか、確認することが大切です。

C 排液時、最後に板クランプを開くのを忘れがち

板クランプを開いた状態でバルーンを膨らませると創部に過剰な吸引圧力がかかる危険性があるため、排液時はまず板クランプを閉じてバルーンを膨らませた後、板クランプを開きます。この最後の板クランプの解除を忘れるケースが多いです。

D SBバックには天然ゴムが使われていることがある

現在はゴム球とバルーンはシリコン製になりつつありますが、天然ゴムを使用しているものもまだ出回っています。患者さんにアレルギー症状がみられた場合、SBバックの天然ゴムが原因の可能性があります。天然ゴムアレルギー（かゆみ、発赤、蕁麻疹、むくみ、発熱、呼吸困難、ぜん息様症状、血圧低下、ショック）に注意しましょう。

防ぐには『こう』すればいいよ！

A バルーンがしぼむときは空気漏れを確認し、状況を記録

　SB バックを使用する際はかならず半透明のキャリングバッグから取り出し、加圧したらバルーンが膨らむことを確認しましょう。バルーンがしぼんでくるときは、ボトルの排液口と吸引バッグの下のキャップが緩んでいないか、患者さん側に空気漏れはないかをチェック。いつ膨らませて何分後にしぼんだのかも記録し、報告します。

B バルーンを膨らませない場合もあることを覚えておこう

　どんなときに加圧するかしないか、ナースにはわからないことも多いですが、SB バックは加圧しない場合もあることを覚えておきましょう。通常の加圧時はバルーンをいっぱいに膨らませますが、自然圧の場合はバルーンを膨らませず、弱い圧をかける半加圧の場合はバルーンを半分ほど膨らませます。

C 排液後は板クランプを開くことを忘れない

　排液ボトルの板クランプが開いていないとドレナージされません。退室前にはかならず指差し確認をして、板クランプが開いていることを確認しましょう。

D ゴムアレルギーの患者さんには SB バックの素材に注意する

　患者さんにかゆみ、発赤、蕁麻疹、むくみ、発熱、呼吸困難、喘息様症状、血圧低下、ショックがみられた場合、ゴムアレルギーの可能性があります。SB バックの素材に天然ゴムが含まれていないか確認しましょう。

4 膀胱留置カテーテル

起こりやすいインシデントは **これだ！**

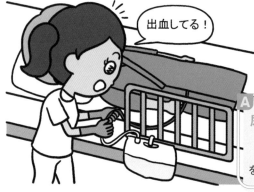

出血してる！

男性の患者さんは
尿道損傷が起こりやすい！
とくに 50 歳以上は
前立腺肥大の可能性が
高いから要注意！

A 尿道を損傷してしまった！

尿が出ていないのにバルーン
を膨らませた！

B 蓄尿バッグが
膀胱より上にある！

ストレッチャーや車椅子への
移動時はついうっかりしがち！

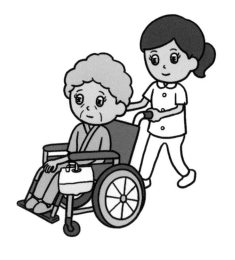

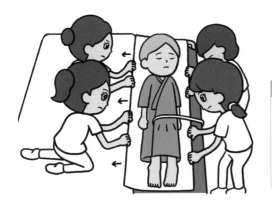

C

カテーテルが
引っ張られた！

チューブが引っかかった
まま動かしてしまった！

そのインシデントには **ワケ** がある！

A 尿の流出がないのに挿入を続けるのは危険！

　尿の流出はなかったがカテーテルの先端が膀胱に到達していると思い、バルーンを膨らませたところ患者さんが尿道の痛みを訴えたという事故が報告されています。また、カテーテル挿入後に尿の流出がなく、カテーテルを抜去したら出血したという事故や、ルート内に血尿がみられた事故などもあります。

B 短時間の移動だから蓄尿バッグの位置を気にしなかった

　車椅子移乗時や乗車時、ストレッチャー移動時などでは、少しの時間だからと蓄尿バッグを患者さんの上に置いてしまっていませんか。蓄尿バッグが膀胱よりも高い位置にあると、尿が逆行して尿路感染症を起こしてしまう危険があります。

C 移乗時は、チューブの確認を忘れがち

　患者さんをストレッチャーからベッドに移乗する際は、複数のナースが集まって介助します。忙しいなか、つい慌ててチューブ全体を確認しないまま介助を開始し、チューブをひっかけて引っ張ってしまったというインシデントがよく起こっています。

防ぐには 『 こう 』 すればいいよ！

A 「尿の流出がないときはカテーテルを抜去する」が鉄則

　カテーテルを挿入しても尿の流出が確認できないときは一度抜去し、膀胱内に尿がたまるのを待ってから再度挿入するようにしましょう。「尿の流出がないのは1時間前にトイレに行ったからだろう」と思い込んで挿入を続行したり、カテーテル挿入時やバルーンを膨らませるときに抵抗がなかったから問題ないと判断するのは危険です。

B 蓄尿バッグは膀胱より下にするという前提を常に厳守する

　どんな状況であっても、「蓄尿バッグは膀胱より低い位置に置く」という前提は変わりません。とくに移動時や移乗時は油断しやすいので注意しましょう。

C 「カテーテルがあります。確認させてください」

　移乗など複数で行う介助では、完了を急ぐあまりチューブ類の確認がおろそかになりがちです。お互い誰かが見ているだろうと思ってしまう油断もあります。膀胱留置カテーテルに限らず、患者さんにドレーンやルートなどのチューブが入っている場合は「○○が入っています。確認させてください」と声に出して周りに伝え、チューブが引っかかっていないかをチューブをたどって目で見て確認しましょう。

5

気管チューブ

起こりやすいインシデントは これだ！

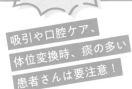

吸引や口腔ケア、
体位変換時、痰の多い
患者さんは要注意！

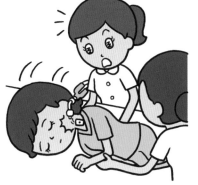

A 体位変換時に抜けてしまった！

気管チューブを支えていなかった！

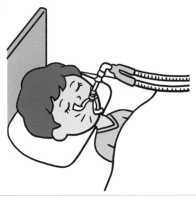

A 固定テープが緩んで抜けかけていた！

・汗や唾液でテープが剥がれかけていた！
・回路の重みでチューブが引っ張られた！

B チューブが屈曲して
窒息！

・枕がズレてチューブが
　折れてしまった！
・分泌物が多くて閉塞し
　てしまうことも！

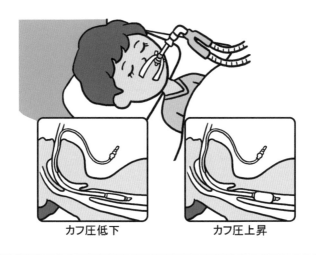

カフ圧低下　　　　　　　　カフ圧上昇

C　カフ圧が低下／上昇してしまった！

そのインシデントには　**ワケ**　がある！

　気管チューブ挿入中の患者さんのケアは複数で行うことが基本です。新人ナースも自分の役割を認識して適切にケアするために、次の3つの要点を押さえておきましょう。

A　体位変換前に抜去のリスクを確認できていなかった

　体位変換の際に気管チューブが抜けた、抜けかけたという事例が起こっています。気管チューブのカフが抜けかけていた、固定テープが汗や唾液で剥がれかけていた、気管チューブを支えていなかった、患者さんの不快症状を誘発した、などの要因があります。

B　頚部の屈曲や痰などが詰まってチューブが閉塞した

　枕がずれて頚部が屈曲したことによって気管チューブが閉塞した、回路を支えているアームに押されてチューブが屈曲して閉塞した、分泌物が多くて内腔が閉

塞したといったインシデントが報告されています。

C カフ圧の低下は酸素化の悪化や肺炎発症などの原因に

　気管チューブのカフから空気が漏れていると、カフ圧が低下して患者さんに酸素が届けられなかったり、チューブの脇から痰などの分泌物が流れこんで人工呼吸器関連肺炎（Ventilator Associated Pneumonia：VAP）を引き起こしたりします。

防ぐには　『こう』　すればいいよ！

A 抜去予防の 3 原則は、環境整備、役割分担、不快症状の除去

　気管チューブの抜去予防では、ベッド周りを整える、ケアの担当を決める、患者さんの不快症状を取り除くことが重要です。

●環境整備
　気管チューブはテープ・ベルト・バンドなどでしっかり固定されているか、引っ掛かりそうなものがベッド周辺にないかを確認します。

●役割分担
　体位変換や清拭、吸引、口腔ケア時には気管チューブの挿入部（口唇・鼻腔・気管切開部）を確認し、チューブを支える担当を決めておきましょう。

●不快症状の除去
　痛み、息苦しさ、かゆみなどの不快症状があると患者さんは落ち着きがなくなります。患者さんの表情を観察し、不快症状を除去することで不要な体動を防ぎます。

B 気管チューブは簡単に閉塞することを知っておく

　気管チューブは内径 7.5 mm 程度のものが多いですが、太そうに見えても圧力を加えると容易に閉塞します。枕の位置や顔の向きを変えたときに頚部が屈曲するだけでチューブの内腔が閉塞してしまうこともあります。体内に挿入されている気管チューブは目で見えないため、注意が必要です。また、バイトブロックの位置が悪くて患者さんが気管チューブを噛んでしまったり、痰が粘稠だったり多かったりして閉塞するケースもあります。

　気管チューブのカフは気管チューブの位置の固定と空気漏れの予防を目的としており、カフ圧は20〜30cmH₂O程度に保つことが推奨されています。カフ圧が低いと気管チューブが抜けやすくなって自己抜去のリスクが高まるだけでなく、空気漏れによる酸素化の悪化を招きます。反対に、カフ圧が高いと気管粘膜が虚血して血液が流れにくくなり、気道損傷、喉頭浮腫や反回神経麻痺につながります。日中と夜間それぞれ1回はカフ圧の確認をするようにしましょう。

コラム 6

複雑そうで実はシンプルな胸腔ドレーン

胸腔ドレーンはほかのドレーンと構造が異なり、3つの部屋に分かれています。1つ目の部屋は患者さんにつながり、排液をためます。2つ目の部屋は水封室といって滅菌蒸留水が入っており、患者さんの胸腔内が大気（体外の空気）と交通することを防ぐというもっとも大切な役割を果たしています。3つ目の部屋は、医師の指示によって圧を調整します。

胸腔ドレーンのインシデントでは、1つ目の部屋までの排液キャップが外れていたり、2つ目の部屋の滅菌蒸留水がなくなって大気が入り込んだために胸腔内の圧が上昇してしまった事例が報告されています。

患者さんが自分で呼吸をするためには、胸腔内の陰圧を保って肺胞が膨らむ状態である必要があります。胸腔内が陽圧になると気胸の状態になり、肺胞は膨らまず酸素が取り込めなくなります。胸腔ドレーンの入っている患者さんでは、水封室まで大気と交通することがないように胸腔ドレーンを管理することが重要です。

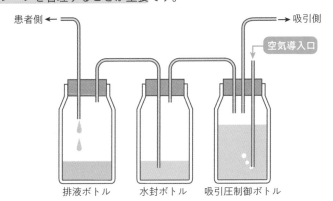

患者側 ← 　　　　　　　　　　　　　　→ 吸引側

空気導入口

排液ボトル　　　水封ボトル　　　吸引圧制御ボトル

急増中のインシデント、 MDRPUって知ってる？

　医療関連機器圧迫創傷（Medical Device Related Pressure Ulcer：MDRPU）はこの5年間で80件以上も報告されている注目のインシデントです。

　MDRPUとは血管留置針やNPPVマスク、胃管やイレウス管、弾性ストッキングやミトンといった医療関連用品が皮膚を圧迫することによって引き起こされる損傷を指します。

　たとえば、血管の留置針は72〜96時間での刺し替えが推奨されていますが、末梢確保が困難な患者さんの場合は血管外漏出などがなければできるだけ刺し替えない、なんてことはありませんか？　そして不透明なテープや包帯などで固定していて、皮膚の状態を確認できない状況ではありませんか？　パルスオキシメータプローブは8時間ごとに装着部位を変えるように添付文書に記載されていますが、長時間装着による熱傷も報告されています。

　MDRPUは皮膚の弱い高齢者だけでなく、適切な予防を行わないと誰にでも起こり得ます。さらに損傷して数日から数カ月後に発見される場合も多く、ほとんどは治療が必要になってしまいます。医療関連用品を使用する際はルールを守り、皮膚に異常がないかしっかり観察することがMDRPUの予防にはもっとも大切です。

4.
転倒・転落

「いつでも、どこでも 気をつける！」

1 ベッドから立つとき

起こりやすいインシデントは **これだ！**

整形外科疾患、認知症、脳神経内科疾患、貧血がある患者さんは要注意！！

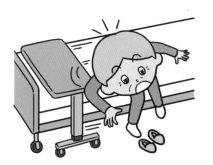

A 座位から左右前後に転倒

ふらつきのある人は座位が不安定！ オーバーテーブルにつかまって前のめりに転倒してしまうことも！

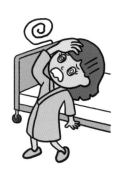

B 急に動いて転倒

術後は思った以上に体力を消耗している！若い人でも要注意！

C 膝が折れて転倒

膝がちゃんと伸びていなかった！

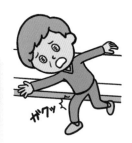

そのインシデントには ワケ がある！

患者さんがベッドから起き上がるときにバランスを崩し、オーバーテーブルにつかまったところ、そのオーバーテーブルが動いて転倒することは頻度が高いインシデントです。術後だったり、ふらつきや麻痺のある患者さんではとくに起こりやすいです。

A 座位バランスが不安定なのに、どこにもつかまっていなかった

この原因は非常に多くみられます。ふらつきがあって座位が不安定な患者さんは、何かにつかまっていないとバランスがとれないため、ベッドから立ち上がるときも動くオーバーテーブルにつかまってしまい、前のめりになって転倒することも（p.73 コラム 8 参照）。とくに覚えておくべきなのは、1 日のなかでもできるときとできないときがあるという点です。

B 立ったり歩いたりするのは意外と体力を使う

終日ベッド上で過ごしている、術後で体力がまだ回復していない、食事を十分とれていない、貧血気味といった患者さんは、とくに初回歩行時に立ちくらみを起こしたり、フラフラしたりすることがあります。これが原因のインシデントを先輩もたくさん経験しています。

C 膝がきちんと伸びていなかった

見落としがちですが、立位になったときは患者さんの膝が十分に伸びているか確認しましょう。膝が折れていると下肢に力が入らず、歩き始めの一歩が踏ん張れずに崩れてしまうことがあるため、要注意です。

防ぐには 『こう』 すればいいよ！

A ベッド柵を活用しよう

　ふらつきのある患者さんがベッドから立つときは、最初にベッドをギャッチアップして上体を起こし、ベッド柵（サイドレール）をつかんで座位になってもらう、ということを覚えておいてください。立位を促す柵があればなお良いです。柵は何度か持ち替えてもらってもいいので、患者さんが持ちやすいところをしっかり握ってもらいましょう。

　なお、ベッド柵には、折りたたみ式と差し込み式があります。折りたたみ式は、患者さんを座位にするときに折りたたむため、つかんだり立位時の支えにはなりません。患者さんの目指す目標や ADL によって適したサイドレールやベッドの種類を考えることが重要です。

　端坐位になったら、患者さんに「まずしっかり座ります」と声をかけて表情を確認します。それから「今から立つ準備をします」と伝えて患者さんの足底が床につくようにベッドの高さを調節し、なるべくベッドの端まで臀部を移動してもらい前傾姿勢がとれるようにしましょう。

B 「ゆっくり立ちましょう」と伝え、不安そうなら仕切り直す

　立ったり歩いたりすることに自信がない患者さんは、気持ちに余裕がないこともあり、何か問題があっても「大丈夫です」と答える場合が多いです。立つ前には「めまいやフラフラすることがあるので、ゆっくり立ち上がりましょう」と伝え、心の準備をしてもらいましょう。また、患者さんが不安そうな表情をしていたり、手足に震えなどがみられたら、いったんベッドに座って仕切り直しましょう。焦らず無理しないことが安全で確実です。

C 「膝をピンと伸ばしてください」と具体的に指示する

　患者さんに「膝をピンと伸ばしてください」と具体的にしてほしいことを伝えることがポイントです。そしてかならず膝が伸びているかを手で触れて確認し、まだ曲がっている場合は手でしっかり伸ばすようにしましょう。

オーバーテーブルが動いて転倒

　患者さんは立ち上がろうとしたときやふらついたときなどに、つい近くにあるオーバーテーブルをつかんでしまうことがあります。体重がかかったことでオーバーテーブルが動いてしまい、体勢を崩して転倒する事例が多く報告されています。

　患者さんには、オーバーテーブルは動くこと、支えにはならないことを伝えましょう。また、ストッパーがついているオーバーテーブルに変更するのも1つの方法です。ただ、オーバーテーブルのストッパーの形状によっては、逆につまづく原因になる可能性もあるため、所属部署がどのようなオーバーテーブルを採用しているか確認しておくとよいでしょう。

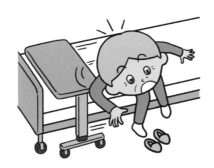

2 歩行時（トイレへの往復）

起こりやすいインシデントは **これだ！**

麻痺がある、高齢、
自分のことは自分でしたいという
患者さんに起こりやすいよ！

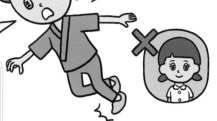

A 焦って無理して転倒

トイレだからいつもより
焦る！　看護師さんは忙し
いから1人で行こう！

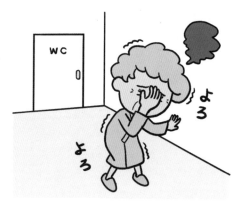

B 帰り道で体力が
尽きた

病室に戻る途中で立って
いられなくなった！

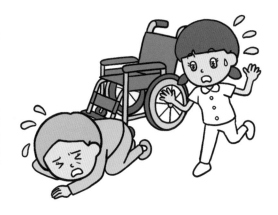

c 車椅子を取りに
いっている間に転倒

気分が悪くなった患者さんを発見し、車椅子を持って戻ったら倒れていた！

そのインシデントには ワケ がある！

トイレくらい1人で行けると思って挑戦したら、思ったとおりに歩けず転倒してしまうことは珍しくありません。また、トイレ移動は行きだけではなく帰りも要注意です！

A 何としてもトイレは人の手を借りたくない

非常に多いケースです。1人では歩行しないように指示されていても、「トイレは人の手を借りたくない」という気持ちから、ナースを呼ばずに自分でトイレに行ってしまう患者さんはたくさんいます。「看護師さんが忙しそうだから」と遠慮する場合もあります。しかし、想像以上に足が思うように動かなかったり、一歩の高さが低くてつまずいてしまったりする事例がよく起こっています。

B 行きが歩けたからといって帰りも歩けるとは限らない

無事にトイレを終えた患者さんは「1人でできた」と思って安心しますが、そこで体力を使い果たしてしまって帰りに歩けなくなる場合があります。患者さんにとっては想定外でも、先輩たちはこのことをよく知っています。トイレに行く途中の患者さんはもちろん、トイレから戻ってくる患者さんを見かけたときも注意するようにしましょう。

　トイレの行き帰りに気分が悪くなった患者さんを発見。「大丈夫ですか？」と声をかけると、患者さんが「大丈夫です」と答えたので車椅子を取りにいき、戻ったら転倒していたという事例が起こっています。

防ぐには 『こう』 すればいいよ！

A センサーマットの設置など転倒予防策を検討してみる

　患者さんの日常生活動作（ADL）や認知機能については、入院時に「転倒・転落アセスメントシート」で評価していますが、1人で歩行するのは危険な患者さんが行動を起こして事故になった場合は再評価を行い、今後どのようにしていけばよいかを先輩に相談してみましょう。センサーマットの設置など、患者さんに必要な転倒予防用具の検討を提案してみるのもいいですね。患者さんのケアに熱心に取り組んでいると先輩に褒められるかもしれません。

B 歩けないときは立ち止まり、無理に動かないように伝える

　トイレに行くときより、トイレ中より、いちばん体力が少なくなっているのがトイレからの帰り道です。それを患者さんに伝え、注意してもらうことが大切です。もし歩けないと感じたときは、「近くの手すりをつかんで立ち止まる」「無理して動かない」という対応を患者さんと共有しておきましょう。

C 患者さんから離れず、ほかのナースを呼ぶ

　気分の悪そうな患者さんを見かけたら、まずはそばに行って声をかけましょう。患者さんが「大丈夫」と言っても、大丈夫じゃなさそうと感じた場合は自分の看護師としての感覚を信じ、患者さんから離れずに周囲の人にナースコールを押してもらうように依頼します。だれもいなければ「気分が悪い患者さんがいます。車椅子を持ってきてください」と大きい声で呼びかけましょう。すこし恥ずかしいかもしれませんが、患者さんをリスクから守るために勇気を出しましょう。

3 トイレ中

起こりやすいインシデントは これだ！

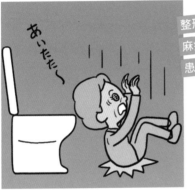

あいたた〜

整形外科、脳神経内科、麻痺がある、高齢、などの患者さんに起こりやすいよ！

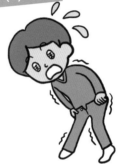

A 便座に座り損ねて尻もち

意外と着座位置はあいまい！

B ズボンの着脱時に転倒

前傾姿勢はバランスを崩しやすい！ 衣類が足にからまることも！

C 1人でやろうとして転倒

終わったらナースコールをするように言われていたが、頼みたくなかった！

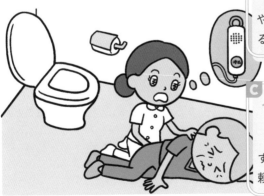

77

そのインシデントには ワケ がある！

　トイレまで歩いてきた患者さんは疲れています。早く便座に座りたいと焦る気持ちがいっそう事故のリスクを高めます。とくにズボンの着脱は、立位と座位どちらで行うのがいいのか、先輩たちも毎回頭を悩ませるくらいインシデントが多発します。

A　疲労や視力・認識力の低下などが原因で着座位置を間違える

　患者さんは歩行の疲れと焦りのために、便座の位置をよく確認せず座って転倒してしまうことがあります。重心が後方なので便器のある後ろの方向に下がりにくいという特徴も一因です[1]。また、高齢による視力の低下、認知症などによる空間認識力や注意力の低下があると、便座を見てもどこに着座したらよいのか考えられないことがあります[1]。

B　ズボンの着脱は姿勢が不安定になり、バランスを崩しやすい

　排泄のためには衣服を脱いだり着たりする必要があります。立位でズボンを着脱する場合、両手でズボンをもって前屈みになるときに転倒しやすくなります。片手で手すりをもつと着脱しにくくなり、手間取っているうちに転倒することも。また、排泄後、ズボンがくるぶしまで下がりきっていると引っ張り切れずにバランスを崩すことが多くなります。とくにズボンを全部脱いで排泄する場合は、立ってズボンを履く際に片足にならざるをえず、もっとも不安定な体勢になるため要注意です。

C　患者さんは「トイレが終わって」もナースを呼ばない

　もっともインシデントが増えるのが、「トイレが終わったらナースコールを押してください」とナースが患者さんに伝えてその場を離れたときです。「トイレが終わる」というのがどの段階かを指すか了解しあえていなかったり、わかっていても患者さんはすべて身支度が「終わって」からナースを呼ぶつもりでいることが非常に多いのです。

防ぐには 『こう』 すればいいよ！

A 「まだ座れないです！　もう一歩後ろに下がりましょう」

患者さんが便座の位置を確認できていない場合は、まず手すりや便器のアームレストをつかんでもらい、ふらつきなどの不安感を軽減しましょう。便座まで距離があれば「もう一歩、後ろに下がりましょう」と声をかけ、下肢を軽くトントンと触って足を後ろに引くという動きを誘導しましょう。

B ズボンの着脱は片手で手すりをもち、安全を最優先

着脱時はかならず片手で手すりをもち、もう片方の手でズボンをもつようにしてもらいます。便座から立ち上がる際には便座のアームレストや横向きの手すりを、立位では縦向きの手すりをつかめるよう、患者さんの手を手すりに誘導しましょう。

なお、片手で着脱しづらいからといって全部介助してしまうと患者さんの日常生活動作（ADL）が向上しないため、患者さんのADLと普段のトイレのやり方を把握したうえで、できないことや時間がかかってしまうことだけを介助しましょう。

C 患者さんの動作が自立していない場合はそばを離れない

トイレの際、患者さんから「1人でできるから出ていって」と言われることはよくあります。しかし、患者さんの動作が完全に自立していない場合はいっしょにトイレに入って介助するほうがよいでしょう。その際は、なぜそうするのかを説明してください。患者さんにケアの必要性を理解してもらい、安全に確実に排泄を完了することがベストです。

また、トイレ内の転倒はドアの開閉時、ズボンの着脱時、トイレットペーパーで拭くときなど片手になる状況が多いため、ドア付近やトイレ内の左右の壁に手すりが設置されていると安全です。施設によっては手すりが部分的に設置されていないなど構造的な問題もありますが、事前に部署の手すりの位置を確認し、なるべく患者さんに合ったトイレに誘導しましょう。そして現状を改善していくためにも先輩や病棟管理者にあなたの感想や意見を伝え、手すりの提案をしていくとよいですね。

引用・参考文献

1）人工知能研究センター. 高齢者製品事故防止に関するハンドブック. 2020. http://www.meti.go.jp/product_safety/consumer/pdf/koreisyahandbook.pdf（2023年7月閲覧）.

4 歩行時（トイレ以外）

起こりやすいインシデントは **これだ！**

認知症の患者さんや、リハビリ開始時に起こりやすい！

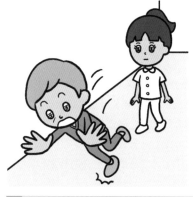

A とりあえず付き添って転倒

介助は必要？　不必要？

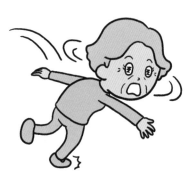

C 振り向きざまに転倒

方向転換はバランスを崩しやすい！

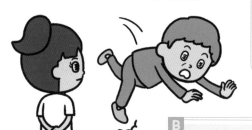

B リハビリ中の患者さんを見守って（？）転倒

患者さんの能力を過信しがち！

そのインシデントには **ワケ** がある！

　歩行に介助が必要な患者さんを見かけた場面です。1人で歩行して転倒するインシデントは高頻度で起こります。受け持ち担当以外の患者さんも多いので、どうすればいいか対応を学びましょう。

A 患者さんの状態や介助方法を知らないと転倒を予防できない

　1人で歩行する患者さんを見て、付き添ったほうがよいと判断して声をかける対応はとてもよいでしょう。しかし、患者さんのADLや行動の目的、介助の方法など、必要な情報を何も知らないまま、ただ付き添っているだけではリスクを予測して対策をとることができず、転倒を予防できない可能性が高くなります。

B 患者さんの能力を過信して、「ただ見ている」だけだった

　リハビリ中の患者さんをナースが「見守る」ことはよく行いますが、不適切な「見守り」は対応の遅さにつながります。患者さんは年齢や術後の経過、疲労の度合いなどによって、1日のなかでもできること、できないことにばらつきがあります。しかし、リハビリでは昨日はできていた、さっきはできたからと能力を過信してしまいがちです。見守るナースも手を後ろに組んで漫然と患者さんを見ているだけでは、もし転倒しそうになってもすぐ助けることができません。

C 振り向くときにバランスを崩しやすい

　後ろから患者さんに声をかけると、患者さんは声のする方向へ振り向きます。その際、振り向く顔と体幹の向きが違うため、バランスを崩して転倒してしまうことがあります。

防ぐには 『 こう 』 すればいいよ！

A 経験値の高い先輩に応援を頼む

患者さんの ADL や普段の介助方法などがわからない場合は、先輩に「1人で歩いている患者さんを発見しました。様子が心配なので応援お願いします！」と伝えましょう。付き添うこと自体はよいことなので、遠慮する必要はありません。

先輩が来たら「洗濯に行きたいようです」など患者さんの目的を伝え、たとえば「介助したことがないのでお手本をお願いします」と助けてほしいことを具体的に依頼しましょう。その際は「私もいっしょに介助したいので教えてください」と自分自身がどうしたいのかを伝えることも重要です。介助後は「この患者さんの場合は〇〇すればいいのですね。ほかに注意するポイントはありますか」と聞くとよいでしょう。知識を増やすことで対応力が高まっていきます。

B 適切に「見守って」、患者さんの回復をサポート

見守りの定義は病院や部署ごとに違うかもしれませんが、一般的には患者さんから目を離さず、変化にすぐに対応できる状態で待機していることをいいます。リハビリが開始された患者さんは頑張りすぎてしまうことがあるため、疲れてきたら休憩を提案したり、すぐサポートできるようにしておきましょう。また、患者さん自身も危険を回避できるよう、リハビリの終わり際やトイレへの帰り道などでは疲労感が増して転倒リスクが高くなることを伝えておきましょう。

C 声をかけるときは後ろからではなく、目の前で

患者さんの歩行状態が安定しているときでも、後ろから声をかけると患者さんは不意を突かれることもあって転倒しやすくなります。患者さんの状態にかかわらず、声をかけるときはかならず患者さんの目の前に行き、目を見て話すようにしましょう。

5

車椅子に乗るとき

起こりやすいインシデントは **これだ！**

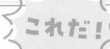

麻痺やふらつきのある
患者さんに起こりやすいよ！

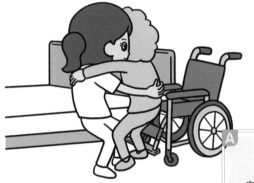

A

介助の位置が悪く転倒

自立を促す患者さんの場合は、
看護師の足の位置が移乗を妨げる
ことも！

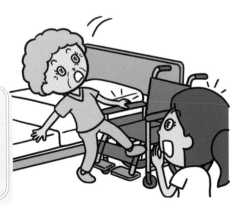

B

もたついている間に転倒

「どこをつかめばいいの？」
と患者さんがテンパっている
うちに崩れ落ちた！

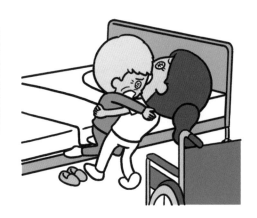

C 支えきれず転倒

先輩を真似て自分も1人で
介助したら、しがみつかれて
バランスを崩した！

そのインシデントには ワケ がある！

　新人ナースは、先輩が1人で介助していたから自分も同じようにできなければと思ってしまうもの。その焦りがインシデントにつながります。

A ナースの足が邪魔だったり、タイミングが合わない

　患者さんの足の間にナースの足を入れる介助方法は、全介助の患者さんの場合はよいのですが、自立を促しADLを拡大していく患者さんにとっては、ナースの足がかえって患者さんの足の動きを妨げていることがあります。また、患者さんの心の準備ができておらず、次の動作をどうすればいいかわからなくなってナースとタイミングを合わせられずに転倒するという事例も少なくありません。

B 移乗する体勢を整える前にアームレストをつかんでしまった

　患者さんと車椅子との間が離れていると、患者さんは早く何かにつかまりたくて近い位置にあるアームレストをつかんでしまうことがあります。そうすると座るために方向転換することがむずかしくなり、移乗に時間がかかりすぎて疲労した結果、下肢に力が入らずに転倒してしまうことも。

C 患者さんに体重を預けられると思った以上に重い

　自分で身体を支えられない患者さんは、ちょっとバランスが崩れただけでも介

助者にもたれかかってしまったり、不安でしがみついてしまうこともあります。こうなったときに自分1人で患者さんを支えられるでしょうか。どんな患者さんでも起こり得ることですが、とくに麻痺があったり、体格が大きい患者さんの介助は要注意です！

防ぐには 『こう』 すればいいよ！

A 患者さんがスムーズに動ける介助方法を身に付ける

移乗を介助する際は、自分の足を広めに開けて患者さんの足の動きを妨げないようにする方法や、膝折れを予防するために自分の足で患者さんの膝を支える方法などがあります。また、患者さんに次の動作への心の準備ができているかも確認しましょう。

B 車椅子をギリギリまで近づけ、アームレストに誘導する

車椅子との距離がほんの2〜3cm遠くても患者さんの負担になるので、車椅子は健側のできる限り近くに置き、患者さんのお尻の位置も車椅子にギリギリまで近づけます。そうすると移乗のためにお尻を浮かす時間が短くなり、不安定な体勢でバランスを崩すリスクも少なくなります。一気に近づけようとせず、2回ぐらいに分けて距離をつめるといいでしょう。

また、患者さんから遠いほうのアームレストをつかむように指示します。移動中にたくさん声かけするとかえって混乱することがあるため、直接、患者さんの手をアームレストにもっていき、具体的に誘導しましょう。

C 1人で支えられないときは躊躇せず応援を頼む

1人で介助するのは無理と判断したら、自分と患者さんを守るために先輩などに応援をお願いしましょう。2人で介助する場合は互いの役割を了解しあってないと意味がないため、「私は患者さんを後ろから支えます」などと自分の行動を相手に伝え、タイミングを合わせます。まだ介助に慣れていないうちは「私はどこに立ってどこを支えればよいですか」と聞くといいでしょう。

車椅子のフットレストによる外傷

　患者さんを車椅子に移乗、または車椅子から移乗する際に、患者さんの下肢がフットレストに接触して受傷してしまうケースが多く報告されています。高齢者や糖尿病の既往がある方など、皮膚が弱い患者さんはとくに注意が必要です。

　車椅子にはさまざまな種類があります。車椅子の移乗がしやすいのは、アームレストが跳ね上げ式でフットレストが外れるタイプです。フットレストが外れると移乗の障害物がなくなるため、外傷だけではなく患者さんの足の動きを邪魔するものがなくなります。また、車椅子をベッドにピッタリつけることができるため、移動の距離が短くなり、立位がむずかしい患者さんでも、座位のまますこしずつ移動して移乗することが可能です。座位で移動できない場合でもスライディングボードを活用すれば、より安定して患者さんを移乗できます。

　所属している部署がどんな車椅子を使っているか、一度確認してみてください。こうした車椅子があること自体知られていないかもしれません。もし、皆さんが看護学校や大学などで学んだなかでよいと思うものは提案してみてください。先輩たちに驚かれるかもしれません。

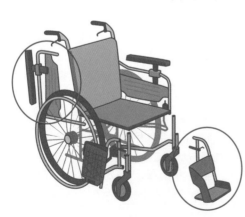

6 車椅子乗車中

起こりやすいインシデントは これだ！

麻痺があったり、認知症や高齢の患者さんに多いよ！

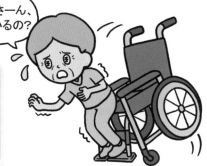

A

フットレストに足を載せたまま、立ち上がって転倒

ナースを探して、つい立ち上がってしまった！

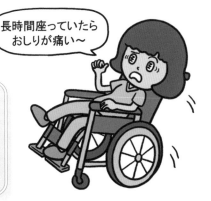

B

座る位置を調整しようとして転倒

片側に体重がかかってしまい、横向きに転倒してしまった！

車椅子からずり落ちて
転倒

安全ベルトをしていなかった! 麻痺のある患者さんは要注意!

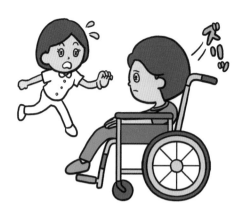

落ちた物を拾おうとして
転倒

前傾姿勢になるため、バランスを崩しやすい!

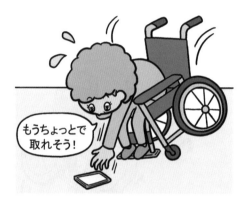

もうちょっとで
取れそう!

そのインシデントには ワケ がある！

　もっとも注意しなければならないのは、落ち着いて車椅子に乗っていられなかったり、誤嚥してしまう可能性がある患者さんです。

A 患者さんは車椅子のことをよく知らないし、あまり待てない

　ナースがほかの用事で一時的に患者さんから離れる場合、待機中の患者さんは徐々に不安になり、車椅子から身を乗り出してナースを探すことがあります。たいていはフットレストに足底を載せたまま立ち上がろうとして、バランスを崩してしまうことが多いです。

B 車椅子の座り心地がよくない

　お尻を少し浮かせて位置を調整する際にフットレストに載せている足に力が入り、前方向にひっくり返る可能性があります。

C 短時間だから安全ベルトをしなくてもいいだろうと思った

　食事や ADL 向上のために車椅子に乗ってもらう際、短時間だからと安全ベルトをせずにいると、患者さんがずり落ちてしまうことがあります。とくに麻痺がある患者さんは麻痺側へ傾いて、そのままずり落ちてしまうことが少なくありません。

D 「もうすこしで手が届く」、その思いが無理をさせる

　覚えてもらいたいことは、患者さんは落し物に手が届きそうな場合、ナースを呼ぶのは悪いと思って自分で取ろうとする人が多いのです。しかし、何かを取ろうとすると前傾姿勢になるため、前のめりに転倒するリスクが高くなります。

防ぐには 『こう』 すればいいよ！

A 車椅子の使い方を説明し、患者さんの不安を解消する

　患者さんが安全に乗車できるよう、かならず車椅子の使い方を説明しましょう。また、乗車中に看護師がその場を離れる場合は、離れる理由と患者さんのところに戻る時間を伝えます。そして約束した時間は守るようにしましょう。

B 車椅子の座り心地を整える

　お尻や腰が痛くならないようにクッションなどを活用しましょう。また、体勢を調整するときは停車してフットレストをあげ、床に患者さんの足底をつけてもらうと転倒しにくくなります。フットレストやブレーキの安全な使い方も説明しましょう。

C 姿勢を保持できない場合は短時間でも安全ベルトを装着

　うまく姿勢を保持できない患者さんなどには、短時間の乗車であってもかならず安全ベルトをしましょう。安全ベルトの装着は適切に。緩すぎると前のめりになったり麻痺側へ傾きすぎてしまうこともあります。また、フットレストにしっかり足底がついているかも重要です。足を床につこうとして座面の下に足を入れるような姿勢になると、腰が前にすべってしまうことがあるので注意しましょう。

D 落ちた物は自分で取らないように伝える

　車椅子乗車時に限らず、ベッド上でもトイレの中でも、何かを取ろうとするときは、遠慮せずにナースに声をかけてもらうよう伝えましょう。あるいは、ベッドや車椅子に小物入れをつけ、必要なものを入れておくという方法を検討してもよいでしょう。

5.
日常生活支援①
食事
「意外な落とし穴に
要注意！」

1 配膳時

起こりやすいインシデントは これだ！

A
同じ名前の患者さんと
間違えた！

苗字しか確認しなかった！

同姓だったり、似ている
名前の患者さんは配膳間違いが
起こりやすい！

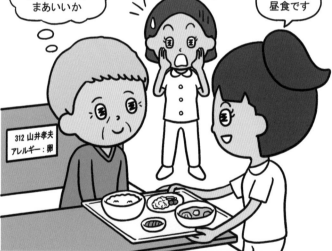

食事は検査後って
聞いてたけど
まあいいか

それは 322 号室の
山田孝雄さんの食事よー！
（しかも卵が入ってる〜）

山田さん
昼食です

312 山井孝夫
アレルギー：卵

B
禁食指示に気づかなかった！

食事が出ると患者さんは食べて
もいいと思ってしまう！

C
アレルギー食材が
使われていた！

食物アレルギーの確認を怠った！

そのインシデントには ワケ がある！

食事の時間帯はナースの人数が少ないうえに、食前の血糖測定やナースコール対応なども重なって大忙し！　急いでいるときほど確認不足や思い込みによるミスが多くなります。

A 患者さんの氏名の確認が不十分だった

病棟内に同姓の患者さんがいたり、「山田孝雄さんと山井孝夫さん」のように似た氏名の患者さんがいる場合、苗字だけを確認して配膳すると間違いやすくなります。また、苗字と病室番号で確認する方法も、急いでいて病室番号を間違えたり、病室変更に気付かないことがあるので確実とはいえません。

B 禁食・延食に気づかず配膳してしまった

患者さんは食事禁止と指示されていても、配膳されると食べてもいいと思って食べてしまうことがあります。

C 食札のアレルギー情報を見落としていた

食物アレルギーのある患者さんに禁止食品が入った食事が配膳されてしまい、気づかずに食べてアナフィラキシーを起こした事例が報告されています。とくに、認知能力が低下している患者さんや小児の場合は、自分のアレルギーがわからずに目を離したすきに禁止食品を食べてしまうこともあるため、注意が必要です。

防ぐには 『こう』 すればいいよ！

A 患者さんのフルネームを食札やリストバンドで確認する

　口頭で氏名確認する際は患者さんのフルネームを呼び、患者さんにもフルネームで名乗ってもらいましょう。いっしょに食札の患者名を確認するのもいいですね。コミュニケーションがとれない患者さんの場合はリストバンドを確認したり、ほかのナースと2名で確認するなど、間違いが起こらないようにしましょう。

　食事も治療の一環です。入院中の食事はすべて医師が指示する食事箋に基づいて提供されています。患者さんに正しく食事が配膳されるという当たり前が守られることが大切です。

B 禁食・延食になる処置や検査を把握し、指示を見逃さない

　患者さんの禁食・延食の指示を見落とさないようにするとともに、どんな処置や検査が禁食・延食になるのかを把握することが必要です。自分で調べきれないときは先輩に質問してみましょう。

C アレルギー情報はすべてカルテに記載し、栄養課と共有する

　患者さんが、「アレルギーはあるけど毎回症状が出るわけではない」「最近は大丈夫」と言っても、アレルギー情報はすべて聞き取り、カルテに記載しなければいけません。そして、それらの情報を医師やリーダーナース、栄養課と共有することが大切です。

　また、もし禁止食品が入った食事が配膳された場合は、患者さんが食べてしまわないようにすぐ食事を下げる、確認の際も食事は患者さんの視界に入らない場所に置くといった対応をとりましょう。

2 食事摂取時

起こりやすいインシデントは これだ！

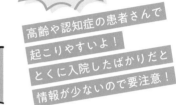

高齢や認知症の患者さんで
起こりやすいよ！
とくに入院したばかりだと
情報が少ないので要注意！

すぐ戻るので
待っててください

A 喉に詰まった

看護師が席を外した隙に丸飲みしてしまった！

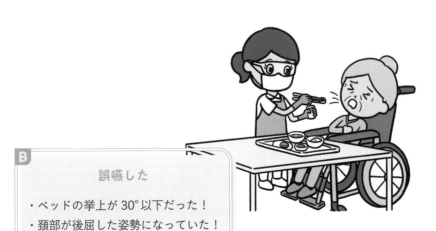

B 誤嚥した

・ベッドの挙上が 30°以下だった！
・頸部が後屈した姿勢になっていた！

そのインシデントには ワケ がある！

　食事の時間帯はナースの人数が少ないうえに、食前の血糖測定やナースコール対応なども重なって大忙し！　急いでいるときほど確認不足や思い込みによるミスが多くなります。

A　食事中の患者さんから目を離してしまった

　食事介助中、ナースがほかの用事で短時間離れていた間に、認知症の患者さんがおかずを丸飲みして窒息した事故が起こっています。また、同じく認知症の患者さんが義歯を装着する前に食べ物を口に入れてしまい、咀嚼できずに丸飲みして窒息したという報告もあります。高齢の患者さんの場合、入院前は普通に食事できていても、入院中に嚥下機能が低下して窒息や誤嚥を起こすことも少なくありません。

B　誤った介助方法を行い、誤嚥のリスクが高まった

　食事介助を立ったまま行っていませんか？　立位で介助すると、患者さんは目線が上がって顔が上向きになります。そうすると頚部が伸展して咽頭は狭く、気道の入口は広くなり、誤嚥しやすくなります。安全に食事を摂取するためには、患者さんの頚部が前屈位になるようにスプーンを鼻から下の高さで運ぶことが大切です。介助者は患者さんより低い位置に座り、目線を合わせるようにしましょう。

防ぐには『こう』すればいいよ！

A 患者さんが介助なしに食事してしまう状況を避ける

食事介助中に患者さんから一時離れる際は、患者さんのそばに食事を置かないようにしましょう。ナースがいない間に1人で食べてしまい、窒息や誤嚥を起こすことがよくあります。とくに認知症の患者さんは丸飲みしやすいので要注意！配膳直後に短時間離れるだけでも危険です。

認知機能や嚥下機能の低下は自覚しにくいため、食事中の患者さんの様子をよく観察し、適切にアセスメントすることが必要です。1人で判断せずチームで評価するといいでしょう。

B 食事の姿勢はなるべく座位で、頚部を前屈位にする

食事時は誤嚥を防ぐため、患者さんのADLにあわせて座位または座位に近いファウラー位で、頚部を前屈位にします。下顎と胸骨の間が指3、4本分ぐらい、上体の角度は30°以上が目安です。ベッド上で食事をする場合もできるだけ座位に近づけ、頚部は前屈位が望ましいです。枕で調整したり、視線が下がるような位置に配膳して適切な姿勢に誘導するといいでしょう。

なお、車椅子に乗車して食事をする際、フットレストに足を載せていると背中が後ろに傾き、頚部前屈位がとりにくくなります。座位では足が床にしっかりついていることが大切なので、車椅子のフットレストはたたんでおきましょう。

B 食事前の水分摂取や口腔ケアで誤嚥を予防

口の中が乾燥していると嚥下しにくく、誤嚥のリスクが高まります。食事前に水分を摂取して、口腔内を湿潤させることが大切です。必要に応じて口腔ケアを行うのもいいでしょう。誤嚥性肺炎のリスクが低下するだけではなく、唾液の分泌が促進されます。

3 経管栄養

起こりやすいインシデントは これだ！

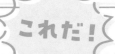

高齢者やせん妄のある
患者さんは自己抜去の
リスクが高いので要注意！

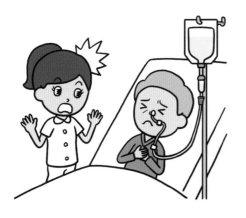

A 気管に誤挿入されていた

気泡音の聴取のみでチューブが胃内にあると判断してしまった！

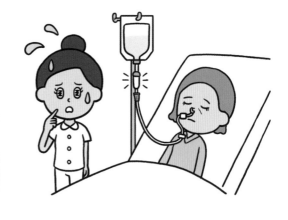

B 途中で滴下が
止まっていた

経管栄養剤は粘度が高く、滴下調整がむずかしい！

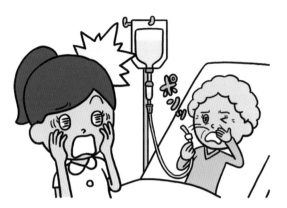

そのインシデントには **ワケ** がある！

経管栄養は栄養剤の投与開始時、投与中、投与していないときもチューブが抜けていないか、抜けかけていないか観察が必要です。

A　気泡音の聴取のみでチューブが胃内にあると判断してしまった

患者さんの経管チューブの固定テープが外れて抜けかけていたので再挿入し、気泡音を確認した。挿入時の抵抗もなかった点から胃内に留置できたと判断して栄養剤を注入したところ、実際は気管に誤挿入してしまっており、肺に栄養剤が入ってしまったという事故が起こっています。

B　経管栄養剤は粘度が高く、滴下調整がむずかしい

経管栄養剤を1時間で投与完了するように滴下調整したのに、30分後に見にいくと滴下が止まっていてほとんど減っていなかったということも少なくありません。経管栄養剤は粘度が高いため、チューブの途中で固まってしまって閉塞することがあります。

C　固定テープやチューブが患者さんの視界に入り、気になってしまった

患者さんが鼻や頬の固定テープを気にして剥がしてしまったり、チューブが患者さんから見える位置にあると不快感から引っ張ってしまうことがあります。ま

た、体動が激しいと抜けてしまうことも！

防ぐには 『こう』 すればいいよ！

A 複数の方法で胃内留置とチューブの正常な挿入を確認する

　経管栄養が正しく胃内に挿入されているかを気泡音で確認していた時代もありましたが、誤認が多く、胃管が胃に入っていることの根拠にはなりませんでした。現在は①X線撮影、②胃内容物が吸引できるか確認、③胃内容物のpH確認、④CO$_2$検出器による確認、など複数の方法で確認することが望ましいとされています。

　また、栄養剤を注入する前は、挿入されたチューブの長さは正しいか、口腔内でチューブがとぐろをまいてないか、胃内容物が吸引できるかの3点をかならず確認しましょう。1つでも確認できない場合は注入を行わず、先輩に相談しましょう。

B 滴下時にチューブが閉塞しないよう、確認と対応を行う

　滴下時はチューブが屈曲したり閉塞したりしていないかを確認します。栄養剤が凝固してチューブが閉塞している場合は、白湯をシリンジで注入することで改善することがあります。滴下調整がむずかしい場合は、経管栄養専用ポンプの使用を検討するのもひとつの方法です。

C できるだけ患者さんの視界に入らない位置にチューブを固定する

　チューブの抜去を防ぐため、固定テープはしっかりきれいに貼り、できるだけチューブが患者さんの視界に入らないよう注意します。また、経管栄養の投与時は患者さんの姿勢を整えておくことも大切です。危険行動がある患者さんの場合は頻回に訪室してチューブの状態を確認しましょう。経管栄養が患者さんから見えない位置で滴下する場合もあります。

経管栄養チューブを
点滴ルートに接続してしまった！

　経管栄養チューブを誤って静脈内点滴ルートに接続し、患者さんが亡くなってしまうという重大事故が過去に起こりました。それ以降、経管栄養チューブの接続部の形状が変更され、点滴ルートには接続できない仕様になっています。しかし、施設によってはまだ切り替えが完了しておらず、旧規格の製品を使用しているところもあるでしょう。

　経管栄養チューブを接続する際は、接続部から刺入部まで触ってたどり、間違いないかどうかを確認することが大切です。思い込みや勘違いが取り返しのつかない事故につながることを認識し、すこしでも疑問があれば自己判断やあいまいなまま実施せず、かならず先輩に確認しましょう。

経管栄養チューブの接続部変更（文献1を参考に作成）

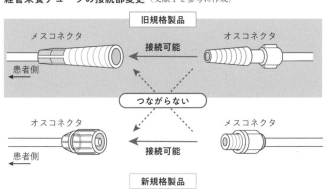

引用・参考文献

1）医薬品医療機器総合機構. PMDA医療安全情報. 誤接続防止コネクタの導入について（経腸栄養分野）. No.58改訂版2022年5月. https://medical.jms.cc/useful/iso/pdf/PMDA_medicalsafetyinfo_No58re_202205.pdf（2023年7月閲覧）.

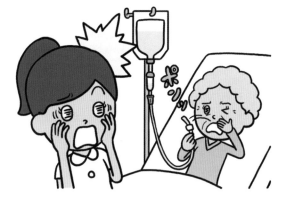

6.
日常生活支援②
清潔ケア
「温度につねに
気を配る！」

1 シャワー浴時

起こりやすいインシデントは これだ！

A

温度差で血圧が急上昇した！

浴室と脱衣所で温度差がありすぎて
血圧が大きく上昇してしまった！

浴室と脱衣所の
温度差による血圧上昇や、
転倒に要注意！

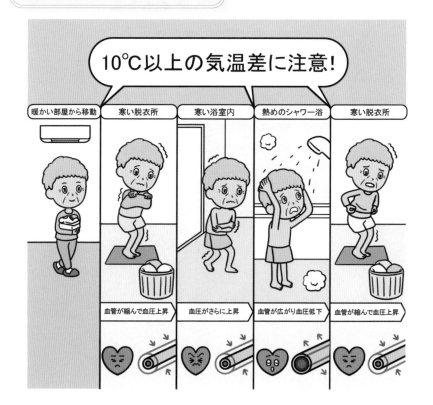

10℃以上の気温差に注意！

暖かい部屋から移動	寒い脱衣所	寒い浴室内	熱めのシャワー浴	寒い脱衣所
	血管が縮んで血圧上昇	血圧がさらに上昇	血管が広がり血圧低下	血管が縮んで血圧上昇

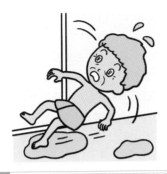

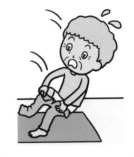

B 浴室から脱衣所への
移動時に転倒！

床が濡れて滑りやすい！

B 更衣時に転倒！

立ったままズボンを履こうと
して転倒！

B 看護師が目を離した
すきに転倒！

タオルを取るために後ろを
向いたら患者さんが転倒！

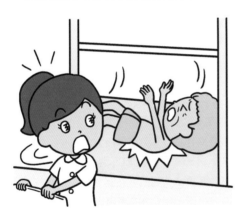

そのインシデントには **ワケ** がある！

　心疾患や脳血管疾患のある患者さんや、シャワー浴が初めての高齢患者さんは血圧変動による有害事象が起こりやすくなります。片麻痺、神経疾患、整形外科術後の患者さんは転倒に注意しましょう。

A 患者さんの状態や入浴時の温度差で血圧が大きく変動した

食後の患者さんがバイタルサイン測定をする前にシャワー浴の順番が来てしまい、シャワー中にめまいを起こしてしまった事例がありました。食後の血圧低下に加え、シャワーによる血管拡張からの低血圧が原因です。また、脱衣所と浴室との温度差があると血圧が変動し、ヒートショックを起こすおそれがあります。不整脈や意識消失などの症状があり、場合によっては死に至ることもあります。

B 入浴時は転倒しやすい条件がそろっている

入浴中、臀部を洗おうと身体をねじったときにバランスを崩して転倒した、入浴後に浴室から脱衣所に移動するときに濡れた床で足を滑らせた、立位でズボンを履こうとして転倒した、など入浴時は転倒によるインシデントが多発します。

防ぐには 『こう』 すればいいよ！

A シャワー浴が可能かアセスメントし、血圧の変動に注意する

シャワー浴の前にはバイタルサイン測定をし、めまいや倦怠感がないかなど、患者さんの状態を確認します。また、検査やリハビリの後は疲労したり、食後は血圧が低下したりするため、入浴前のスケジュールを確認し、もしリスクがありそうな場合はシャワー浴を中止して清拭に変更する判断も必要です。

入浴時は脱衣所や浴室のナースコールの位置と使い方を患者さんに伝え、脱衣所と浴室の温度を測定します。温度差が大きいと血圧が急上昇する危険があるため、脱衣所を暖めるなど対応しましょう。とくに、起立性低血圧の患者さんや降圧薬を飲んでいる患者さんは血圧が変動しやすいので、途中で様子を見にいくなど注意するようにします。

B 入浴介助なしの患者さんの転倒についての注意点

片麻痺や、パーキンソン病などの神経疾患、整形外科の術後など身体を自由に動かしにくい患者さんは入浴時の転倒事故が多くなります。患者さんが自分でシャワー浴を行える場合は、次の点に注意しましょう。

●浴室のシャワーチェアはぐらつきがなく安定しているか

- 浴室のシャワーチェアは座ったまま必要な物品に手が届いて手すりから近い位置にあるか
- 脱衣所にバスマットは敷いてあるか
- 脱衣所に背もたれのある椅子はあるか
- 患者さんはナースコールの場所と使い方を知っているか

浴室のシャワーチェアに患者さんが座るまで見守ることが大切です。また、ナースコールを押したのにナースがなかなか来ず、自分で動いて転倒した患者さんもいます。受け持ち患者さんのシャワー浴だけでなく、浴室からのナースコールはすぐに対応できるように意識しましょう。

また、患者さんは自分で思っているよりも体力、筋力が低下している場合があります。下着やズボンの着脱は椅子に座って行うように指導しましょう。

A 入浴介助が必要な患者さんの転倒についての注意点

介助の必要な患者さんの場合、看護師が目を離した際に転倒してしまったという報告がよく見受けられます。入浴前に必要な物品がそろっているか、使用時にすぐ手が届く場所にあるかを確認し、入浴中は患者さんから目を離さないようにすることが大切です。事前に介助の手順を患者さんと共有するのもいいでしょう。病室に戻るまでがシャワー浴介助であることを忘れないことが大切です。

B 患者さんが転倒していたら、動かさずにナースコールを!

患者さんが転倒しているのを発見したときは、まず患者さんに声をかけて意識レベルとけがの有無を確認します。けがをしている場合はぶつけた部位、出血の有無、呼吸状態などを確認し、その場を離れずにナースコールなどですぐに応援を呼びます。骨折なども考えられるので、無理に動かさないようにしましょう。

2 清拭時

起こりやすいインシデントは これだ！

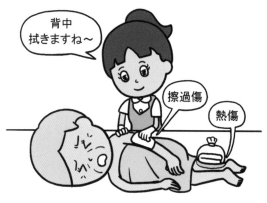

背中
拭きますね～

擦過傷

熱傷

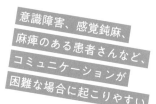

意識障害、感覚鈍麻、麻痺のある患者さんなど、コミュニケーションが困難な場合に起こりやすい

A 熱傷や擦過傷などの
皮膚損傷

タオルが熱すぎたり、強く拭きすぎたりして皮膚が損傷した！

B 無理な更衣による皮膚損傷や骨折

更衣の順序を間違え、患側を無理に動かしてしまった！

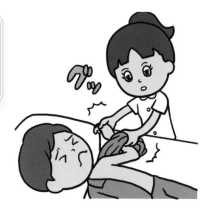

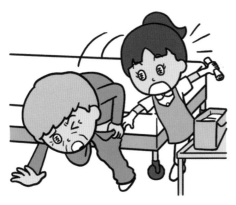

C　端座位清拭時に転倒！

ズボンを履こうとベッドから立ち上がった拍子に転倒！

そのインシデントには　ワケ　がある！

A　熱すぎるタオルで清拭し、患者さんが熱傷になった

　清拭時、ナースは手袋をしていて熱さを感じにくい状態なので、温度確認が不十分だとタオルや洗浄ボトルのお湯が熱すぎて患者さんに熱傷を負わせてしまう危険があります。ほかのナースが準備してくれたから大丈夫だろうと思い込んで確認せず、事故につながったケースもあります。また、清拭のためにビニール袋に熱いタオルを入れてベッド上に置いておいたところ、体位変換の際に患者さんの身体に当たったままになってしまい、熱傷してしまった事故が複数報告されています。

　低栄養や肝機能低下、糖尿病の患者さん、高齢の患者さんは、皮膚が脆弱な可能性があるので注意が必要です。

B　無理な更衣が皮膚損傷や骨折を引き起こした

　全介助の患者さんを清拭する際、うっかり健側から袖を通してしまうことがあるかもしれません。このとき、また全部脱いでもらってやり直すのは大変だし、このままでも大丈夫だろうと無理に患側の袖を通して更衣を続行すると、皮膚を擦って表皮剥離をさせてしまったり、腕を骨折させてしまう危険があります。

　端座位での清拭後、患者さんが自分でズボンをあげようとして立位になった際、両手がベッド柵から離れてしまうことがあります。早くズボンを履きたいという羞恥心と焦りでバランスを崩してしまうことも多いので、注意が必要です。

防ぐには 『こう』 すればいいよ！

A 患者さんの皮膚の状態を確認し、しっかり温度を確認する

　清拭を行う前に、患者さんの状態を確認することが大切です。浮腫があったり、皮膚が脆弱な場合は力を入れすぎないように丁寧に拭きましょう。そして、清拭時はかならず自分の腕の内側でタオルやお湯の温度を確認しましょう。ほかのナースに準備してもらったときも同じです。陰部洗浄ボトルのお湯は自分で温度を確認した後、患者さんの大腿の内側にもお湯をかけて、この温度でよいか聞くといいでしょう。足浴や手浴、新生児の沐浴でも注意が必要です。湯温計を用いて適切な温度になっているか確認しましょう。

　また、ケアに意識が集中していると、ベッド上に置いたタオルなどが患者さんの身体に当たっていても気付かないことがあります。タオルはワゴンや保温バッグに準備してベッドに置かないようにしましょう。

B 脱ぐときは健側から、着るときは患側から！　基本を大切に！

　寝衣交換時、脱ぐときは健側から、着るときは患側からというやり方は学生のときに学んでいますね。安楽でスムーズな援助を行うためにも、この基本はとても大切です。ケアを行う前に患者さんの健側はどちらか、拘縮があるのか確認しておくことが重要です。とくに骨転移や骨粗しょう症のある患者さんは骨折のリスクが高いので、注意が必要です。袖をしっかり通すこと、寝衣の背部の中心線が脊柱にしっかり届くようにしておくと、反対側の袖がスムーズに通ります。

C 立位になる前に患者さんと手順の確認！　羞恥心にも配慮

　患者さんが立ち上がる前に、立位になったときの手順を患者さんと確認しておくと安心です。転倒予防のために柵をつかんだままでいてもらうことや、看護師

がズボンをあげることなど、患者さんが協力できるように方法を説明しておきましょう。また、清拭の際に自分でズボンをあげようとする患者さんもいます。こうした羞恥心に配慮し、露出を最小限にした援助を行うことで、患者さんも焦ることなく落ち着いて援助を受けることができます。

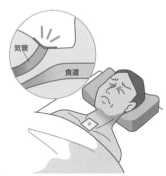

コラム 11

永久気管孔にフィルムを貼って呼吸困難に！

　入浴介助の際、永久気管孔を気管切開と同じように考え、頸部の孔にフィルムドレッシング材を貼って一時的に患者さんの呼吸を妨げてしまった事例が報告されています[1]。

　気管切開は気管を切開して気管孔を造設するもので、口や鼻はつながっています。将来的に気管孔を閉鎖することもあります。一方、永久気管孔は気道と食道が完全に分離するため、口や鼻で呼吸することはできません。永久気管孔にフィルムドレッシングを貼ってしまうと呼吸ができなくなります。病棟全体で患者さんが永久気管孔造設後であることの情報共有することが大切です。

　この事故の事例は当事者が気管切開の孔だと思っていたことが報告されています。実際に電子カルテで既住歴・手術歴を確認することが必要です。

気管
食道

（文献 2 を参考に作成）

引用・参考文献
1）日本医療機能評価機構. 医療事故情報収集等事業第 46 回報告書（2016 年 4 月〜6 月）. https://www.med-safe.jp/pdf/report_46.pdf（2023 年 7 月閲覧）.
2）日本医療機能評価機構. 医療事故情報収集等事業医療安全情報. 永久気管孔へのフィルムドレッシング材の貼付. No.123, 2017 年 2 月. https://www.med-safe.jp/pdf/medsafe_123.pdf（2023 年 7 月閲覧）.

7.
日常生活支援③
環境整備
「ベッド柵に
要注意！」

1 ベッド操作

起こりやすいインシデントは これだ！

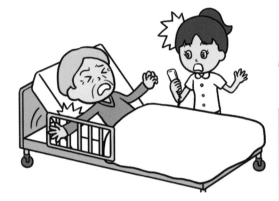

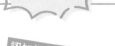
認知機能の低下や
麻痺のある患者さんは
要注意！！

A 患者さんの腕を挟む

腕がベッド柵から出ていることに気づかず、ベッドアップしてしまった！

B 麻痺のある患者さんが
ずり落ちる

ベッドと柵の間に首が挟まってしまった！

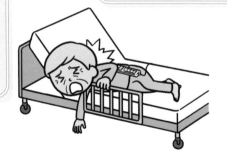

そのインシデントには ワケ がある！

　ベッド操作時にベッド柵のすき間に患者さんの体の一部を挟み込む事故が多く起こっています。各メーカーが対策を講じていますが、死亡事故につながるケースもあります。

A　ベッド全体の様子が見えていない

　ベッド操作時、コントローラーや患者さんとの会話などに気をとられてベッド全体が見えていないことがあります。また、認知機能が低下していたり、症状による苦痛がある患者さんは、危険の回避や体勢の変更を自分で行うことがむずかしく、手足がベッド柵に挟まってしまうことがあります。

B　思い通りに体を動かせないことで事故が起こりやすくなる

　患者さんが自分でベッド操作をする場合でも、麻痺があるために体を支えられなかったり、ギプスなどを装着していたり、認知機能が低下していたりするなど、思い通りに体を動かすことができない状態だとインシデントが起こりやすくなります。とくに麻痺がある患者さんはベッドが上がるにつれて身体がずり落ち、柵と柵の間やベッドと柵の間に体を挟み込んでしまう事故が多く発生しています。

防ぐには 『こう』 すればいいよ！

A　操作時は患者さんの身体全体、ベッドの周囲もよく見る

　ベッド操作時、とくにベッドの頭側を上げたり下げたりする際は、患者さんの表情をよく見て血圧の変化などによる症状に気をつけることが基本です。しかし、それだけでなく患者さんの身体全体も見ながら安全に操作するように心がけましょう。また、ナースコールが柵に巻き付いていたり、ゴミ箱がベッドの下に入り込んでいることもあるので、ベッドの周囲にも気を配りましょう。

　麻痺のある患者さんはずり落ちても自分で体の位置を戻すことができないため、ずり落ちないようにベッドメーカーの対応品を使用して柵とのすき間を埋めたり、誤って柵に首や手足が入り込まないように柵全体をカバーで覆うなどの対策ができると安全です。そのような物がない場合でも、柵とのすき間をクッションや毛布などで埋める、柵全体を毛布で覆うなど、工夫するといいでしょう。

2章
インシデントを
起こさないために

　新人ナースの皆さん、ここまで読んでいただいてありがとうございます。私（宇城）は皆さんの後輩である看護学生、未来のナースにかかわることが仕事です。そのなかで気を付けていながらもむずかしいと思うのは、率直な意見を言ったり質問することができない学生への対応です。本当はいろいろ考え、思っているはずなのに、「こんなこと言ったら怒られそう」「わかっていないと思われたくない」「あれこれ質問すると印象が悪くなって成績にひびくかも」「どこまでなら聞いても許されるの？」など不安が次々に浮かんできて、結局言わないままになってしまう人が多いと感じています。そして、それは新人ナースの皆さんも同じではないでしょうか。

　学生のうちは教員や臨床指導者が、「あなたの思っているのは、こういうこと？」「たとえば○○や△△があるけど、あなたはどう？」といったように、手を変え品を変え、考えを引き出そうとしてくれます。私も、実習中はとくに学生の表情から元気かどうか、記録の内容から行き詰まっていないか、悩んでいないかを注意して見るようにしています。

　しかし、皆さんがいっしょに仕事をしていく先輩たちや仲間の背景はさまざまです。自分が思っていること、考えていること、困っていることは勇気をもって自分から表現する必要があります。

　皆さんの抱える心配や不安をきちんと伝え、理解してもらうことで仕事がやりやすくなり、インシデントのリスクも減ると思うのです。ここからは、インシデントを起こさないために皆さんができる実践例をご紹介します。

個人でできる
リスクを下げる実践例

1. 言いにくいことはこう言ってみよう

1 … 「復唱」は自分を守る王道の方法

> 【例1】
>
> 先　輩　「来週の月曜日、13時から患者さんとご家族で話
> 　　　　し合うから」
>
> あなた　「○月○日午後1時から、○○さんとご家族との
> 　　　　話し合いをするということですね」
>
> 【例2】
>
> 先　輩　「さっき入院した患者さん、今日5時に手術する
> 　　　　から」
>
> あなた　「本日17時から、○○さんの緊急手術があるとい
> 　　　　うことですね」

■ 復唱の際は表現をすこし変えて、
　期待聴取による勘違いを防ごう

　相手からの指示や連絡を復唱することは、「言い間違い」「聞き間
違い」「言い忘れ」「聞き忘れ」を防ぐいちばん簡単な方法です。し
かし、人には自分の聞きたいことを聞く「期待聴取」という特性が

あり、相手と同じ言葉を繰り返しただけではエラーに気付かないことがあります。事例⑦（P.137）で出てきますが、たとえば相手が「半筒（はんとう）」と言ったのを「三筒（さんとう）」と聞き間違えて復唱したものの、相手は半筒と思い込んでいたために間違いに気付けず、事故が起こってしまった事例はその典型です。

　そこで、復唱する際には相手の言葉を違う表現にしてみましょう。相手は「ん？　今、何て言った？」とあなたの復唱した内容に注意が向き、しっかり確認できるでしょう。

2 ···納得できるまで食い下がる

【例3】

あなた「なんか、患者さんがおかしいです。いつもはトイレに行くのにベッドで失禁されました。（意識レベルが低下したのかも……）」

先　輩「たまたまでしょ。気にしすぎなんじゃない？」

あなた「でも、表情が変なんです。一度、患者さんを観に行ってほしいです！」

先　輩「わかった、わかった。じゃあ後で観に行くね」

あなた「できれば、今いっしょに観に行ってほしいです！」

先　輩「そんなに言うなら……」

あなた「ありがとうございます！」

■1回ダメでも、もう1回トライ！
「2チャレンジルール」で諦めない！

医師や先輩からの要望や指示について、確信はないけれど「ちょっと違うんじゃないかな」「本当にこれで大丈夫かな」など、違和感や疑問をもったことはないでしょうか。でも「忙しいのに、こんなこと聞いたら怒られそう」「口答えして生意気だと思われないかな」「スルーされたらへこむし……」と不安が押し寄せてきて「先生や先輩が言っているんだからきっと間違いないだろう」と自分に言い聞かせてしまっている人もいるはずです。

あなたの、その「何かおかしい」という直感は大切にしてください。直感が当たっていることもあれば外れていることもあるでしょう。でも、重要なのは、違和感がある場合は行動を起こすということです。違和感を見過ごさないことがインシデントを防ぎ、患者さんを救うことにつながる場合があるのです。

そのためには、勇気を出して相手に自分の違和感を伝え、関心をもってもらうことが必要です。軽く流されたり、まともに取り合ってもらえなくても1回で諦めず、2回まではトライしてみるという「2チャレンジルール」で粘ってみましょう。それでも聞いてもらえなかったり、あなたが望む対応をしてもらえないときは、主任や師長などの管理職に相談するのもひとつの方法です。

3 … 「心配」「不安」「安全の問題」 という言葉を段階的に使う

【プロセスに違和感や不安がある場合】

1. まず相手に対して「心配で気になります（I am concerned）」と言って、自分と同じ関心をもってもらう

2. 取り合ってもらえないときには「不安です（I am uncomfortable）」と違和感の程度を強めて伝える

3. それでもダメなら「これは安全の問題です（This is a safety issue）」と現状に注意を向けさせ、対応を求める

■ 事故発生にいたるプロセスを「CUS」でストップ！

過去の医療事故の事例でも、事故が起こる過程について「ずっと不安を感じていた」「違和感があった」とスタッフが発言するなど、不安や違和感がありながら声に出さず、事故にいたってしまったケースが少なくありません。

このようなことにならないように、心配（concerned）、不安（uncomfortable）、安全の問題（safety issue）という3つの言葉を段階的に使用する「CUS（カス）」で、問題のあるプロセスを止めるという方法があります。「これはCUSです」と宣言された場合、チームは手を止めてその意見に耳を傾けなければなりません。

単に違和感を伝えるだけでなく、「患者さんの安全にかかわる問題」と明言することで、問題を放置しない、あるいは事故を食い止めることが期待できます。

4 ・・・「指示がおかしい」と感じたら、とりあえずストップする

【事例①】

　医師から「KCL（塩化カリウム）2mL をワンショット
で」と指示されたリーダーナースは、KCL2mL を注射器で
吸い上げ、医師といっしょに担当ナースのところに行って
投与を依頼した。

　担当ナースは「できません。どうしてもしなければなら
ないなら自分でしてください」と医師に伝えて投与を拒否。
結局、希釈してシリンジポンプで投与することになった。

※カリウム製剤を希釈せずにワンショット静注すると不整脈や心停止を
　起こす可能性があります。

■ 不適切と思わないで指示する場合も！
　まずは指示の理由を尋ねてみる

　指示内容に不審な点があれば、とりあえずその指示はストップし、
医師や先輩に改めて確認しましょう。先に進まないことで対処のた
めの時間を確保できます。

　このケースでは、医師とリーダーナースがインシデントを誘発する
直接的な原因をつくっているので、改めて確認するという記述には説
得力がありませんが、ここでわかってほしいことは、医師もリーダー
ナースも指示内容が不適切とは思わないで指示しているということで
す。間違った処置でも気づかずに行われる場合もあるのです。

そのため、「え？　こんなことしていいの？」と思ったときに、「医師も先輩もしてはいけないとわかっていて指示しているんだから、するしかない」と思い込まないでください。違和感があればとりあえず指示されたことはストップし、指示の理由と、その方法は一般的なものなのか、ほかに方法はないのかを尋ねましょう。もし納得できなければ断ってもかまいません。あなたが絶対しなければならないことはないのです。

5 … 知らない、できない、と勇気を出して正直に言う

【事例②】

　先輩ナースから「食前の血糖値測定はできる？」と聞かれた新人ナースAさん。ずいぶん前に見学したことはあったが、入職して約1年、同期たちはすでに経験していたため、自分だけできないと思われたくないという気持ちから「やってみます」と返答した。

　初めて使う測定器に戸惑うが、先輩には今さら恥ずかしくて聞けず、同期のナースに「こうやって使うんだよね？」と確認。「たぶん合ってるんじゃない」と返答があったので患者さんに実施したところ、使用方法が間違っていて測定できなかった。焦って採血すらうまくできなくなり、何度もやり直して患者さんを怒らせてしまった。結局、通りがかった先輩ナースがAさんと交代して血糖測定を実施した。

■ 職業的正直（Professional Honesty）を実践する

　知らないことやわからないことがあっても、「聞くのが恥ずかしい」「できないと思われたくない」などの理由から知ったふり、できるふりをしてしまう、そんな経験は誰にでもあるのではないでしょうか。しかし、患者さんの安全を最優先するためには、そういう羞恥心やプライドは横に置くことが大切です。万能な人はいないのです。このケースのように経験が浅い新人ナースだけでなく、有能なベテランナースや医師であっても、部署が変われば知識や経験がないことはかならずあります。そのときに、知らないことは知らない、できないことはできないと表明することを「職業的正直」といいます。未経験の処置や作業は「わからない」「したことがない」「自信がない」と正直に言う勇気が必要です。

　また、このケースでは測定器の使い方を同期のナースに聞いています。新人同士で解決できる問題は極めて少ないため、わからないことは確実に問題を解決できる先輩に質問してください。できれば「1人で実施したことがないので、いっしょに見てくれませんか」と先輩に準備から実施まで見てもらうように依頼しましょう。

　もし、自分に知識や経験がないことを質問された場合は中途半端に答えず、「私ではわからないから先輩に聞いたほうがいいよ」と言うのが望ましいです。「いっしょに先輩に聞きにいこう」と言えば、自分の知識も増えますね。

　新人に指示する先輩も「○○はできる？」と聞くのではなく、「○○を1人で実施したことは何回くらいある？　最後に実施したのはいつ？」などと具体的に経験の有無や時期などを確認し、新人ナースにその作業を任せてもよいかどうかを判断することが重要です。

まとめ

　どんなに優秀でも、絶対に間違えないという人はいません。誰でもインシデントを起こし得るのです。でも、相手が年上だったり、管理職や医師など自分より偉い、または偉いように思ってしまう人だと、なかなかモノが言えません。あなただけではなくみんなが困っているからこそ、ここに紹介したようなたくさんの「伝え方」があります。

　自分が間違ったときにいかに早くそれに気付くかということだけではなく、自分の思いや考えを相手に伝えることで、双方が間違いに気付き合えるようにすることが重要です。

2. ルールを守るものは守られる

1 ･･ルールの必要性と重要性を理解する

【事例③】

　ナースＡさんの部署では「患者さんへの薬剤投与の際、今すぐ実施するものはナーシングカートの上段に、特定の時間に実施するものは中段に置く」というルールになっていた。しかし、Ａさんは同じ患者さんの薬をなぜわざわざ分けて置かなければならないかわからず、そのルールを守っていなかった。

　とても忙しい日、早く患者さんに薬剤を投与しなければ

と焦っていたＡさんは、すぐに服用する薬剤と時間指定の
ある薬剤を同時に投与してしまった。Ａさんは患者さんご
とに薬剤の置き場所を決めており、どちらもナーシングカー
トの上段に置いていた。

■ルールを守らなかったことによって
　患者さんの健康を損なう可能性も

　ルールどおりにしなかったのにうまくいった場合、その成功体験
からルールは守らなくても大丈夫と思ってしまうかもしれません。
しかし、そのときはたまたま何も起こらなかった、運が良かっただ
けという可能性もあります。もし、それでインシデントが起こって
患者さんが被害を受けたら「あのときルールを守っていたら……」
と悔やんでも悔やみきれないでしょう。インシデントの内容にもよ
りますが、あなたがルールを守らなかった責任は、患者さんの身体
がとることになるのを忘れないでください。

■このルール、本当に必要？と思ったら

　人は「きちんとしたい」と「効率よくしたい」の両方の気持ちを
つねに持っているものです。正しく安全な手順で業務を進めたいけ
れど無駄な作業はしたくないと思うなかで、現状のルールに疑問が
出てきたり、ルールを守ることがすこし面倒に思うときもあるでし
ょう。そのルールが学校では習っていない、自分の施設や部署に特
有の場合はとくにそうかもしれません。そんなときには「なぜこう
いうルールなんですか？」「このルールができたのはどういう経緯な

んですか？」と質問してみてください。「そんなインシデントがあったからなんだな」「私たちがこうしないと、別部署の人がやりにくいんだな」など、ルールの必要性や重要性を理解できれば、疑問や面倒な気持ちもなくなるでしょう。

　一方で、ほとんどのナースが守らないルールがある場合は、ルールの必要性を検討することを提案してみてください。ルールが不要な理由をみんなで話し合い、記録に残しておくとよいでしょう。

2 … 整理整頓と物品の使途の可視化を徹底する

【事例④】

　患者さんに NPPV 療法（非侵襲的陽圧換気療法）[※]を行うことになり、CCU から移動してきたばかりの担当ナース A さんが必要な物品を準備するため倉庫に行った。

　A さんは NPPV 療法の経験があったが、倉庫には数種類のマスクと接続部品一式が乱雑に置かれている状態で、CCU で使用していたのと同じものが見当たらなかった。そこで似たような物品を患者さんにセッティングしたところ、問題なく接続できた。しばらくして、医師が訪室した際、装着しているマスクが違うことに気付き、すぐに変更した。

※ NPPV 療法（非侵襲的陽圧換気療法）：気管挿管や気管切開をともなわない陽圧換気

■「使ったら元に戻す」「なくなる前に補充する」
当たり前だけど重要なルール

　ものを整理整頓して使いたいときにすぐ使える状態にしておくことは、職場でも家庭でも大切なことであり、当たり前のルールです。ただ、このルールを守らなかった場合、会社や家庭では注意される程度で済みますが、医療の現場では患者さんに必要な「治療」「看護」ができないことに直結し、重大な事故につながる可能性があります。

　病院では部署ごとに使用する物品が違うことがあります。だからこそ、物品を初めて使用する人でもわかるように写真や文字で可視化し、必要な部品がそろった状態で保管しておかなければいけません。整理整頓ができていないと、物品がどこにあるかわからなかったり、在庫がないことに気付かなかったりして、必要なときに用意できないことがあります。また、可視化ができていないと違う物品を間違えて用意してしまうことも起こり得ます。

　事例④では数種類のマスクが未整理の状態で置かれており、さらに使用しない接続部品も混じっていたことが混乱を招きました。

■先入観のない新人ナースの目線で、
整理整頓・可視化することが重要

　現場ではだれでも間違いなく必要な物品を見つけられるように、整理整頓や物品の使途が可視化されることが重要です。しかし、部署で長く働く先輩たちは現状に慣れているため、皆さんのような新人ナースや異動したばかりのナースと同じ目線で整理整頓や可視化を行うのが難しい場合もありますし、管理職は現場でどんな物品が

どのように使用されているか把握できていない可能性もあります。

　もし、皆さんが「物品の置き方がわかりにくいな」と思ったら、先輩といっしょに整理整頓や可視化をしてみてください。それが未来のインシデントを予防することになります。

3 ┄ 指差し呼称と 6R を徹底する

> 　自分と患者さんを守るためのもっとも重要な対策は、指差し呼称と 6R（① Right Patient ② Right Drug ③ Right Dose ④ Right Route ⑤ Right Time ⑥ Right Purpose）の確認です。
>
> 　目と耳と指と手を動かしながら声を出して行うということは、おそらく学生時代も耳にタコができるくらい聞いてきているでしょうし、練習してきたと思います。それを愚直ながらも引き続き実施してください。

■ ルールは患者さんだけではなく、ナースを守るためのものでもある

　医療の現場では、絶対に患者さんにインシデントを起こしたくないという気持ちが強いため、ダブルチェック、トリプルチェックをする場合も数多くあります。しかし、複数でチェックすることで安全性が高まる一方、自分以外の人も確認してくれているから大丈夫だろうという気の緩みが生まれやすくなり、責任感があいまいになることが指摘されています。だからこそ 6R や指差し呼称を徹底し、「自分はくまなく確認するぞ！」という気持ちで実践していきましょ

う。

　さまざまな職業があるなか、看護職を選んでくださった皆さんにはしっかりルールを守り、安全に仕事を続けてほしいと願っています。そして、お互いにこの医療の現場をサバイブしていきましょう。

3. もしインシデントを起こしたら？

1 ・・・多角的な視点で背景・要因を振り返る

　インシデントが起こったとき、「私のせいだ」と自分を責めてしまう気持ちが生じるのは自然なことです。しかし、自分を責めることでとまるのではなく、客観的に事実を見つめる（事故の原因を考える）ことを心がけてほしいと思います。インシデントの多くはヒューマンエラーが関連していると指摘されていますが、ヒューマンエラーは原因ではなく結果です。時間をかけて多角的にインシデントを振り返り、なぜ、そのヒューマンエラーが起こったのか、二度と同じ事故が起こらないようにどうすればいいか、予防策や改善策を前向きに考えるほうが重要です。

■PmSHELL モデルを活用してインシデントレポートを書く
　インシデント再発防止のためには、自分が起こしたインシデントも他者が起こしたインシデントも可視化して共有し、データとして

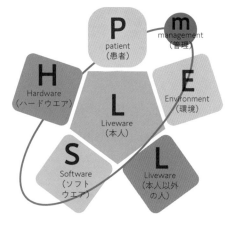

図1 **PmSHELL モデル**（河野龍太郎. 医療におけるヒューマンエラー. 第 2 版. 東京, 医学書院, 2014 より転載）

活用していく必要性があります。インシデントの状況とその背景についてインシデントレポートを書きましょう。PmSHELL モデルは、起こったインシデントを多角的な視点から振り返り、背景要因を考えるためのツールです（図 1）。

■ PmSHELL モデルとは？

　医療現場では患者さんの要素が非常に大きいため、従来の mSHELL モデルに P：patient（患者）の要素を加えて考案されたものが PmSHELL モデルです[1]。医療従事者自身を取り囲んで、ハードウェア、ソフトウェア、自分以外の人、環境、患者、そして全体を統括する管理という要素があります。

　人間がエラーを起こす背景には、エラーを誘発する環境があります。取り巻く環境が人間の特性と合致していないのです。過去には

ヒューマンエラーは当事者の問題として捉えられてきましたが、現在はその歴史を大きく転換し、どんなに高度な教育を受けた有能な人でもエラーを起こすことがあるという前提に立ってL（本人）に対してS（ソフトウエア）、H（ハードウエア）、E（環境）などが適合できるようにしなければならないと考えられるようになりました。PmSHELLモデルでは「L-S」「L-H」「L-E」「L-L」「L-m」「L-P」というように一対で捉えていきます。

2 ···PmSHELLモデルからエラー誘発要因を理解する

インシデントを起こした本人にとって、P（患者）、m（管理）、S（ソフトウエア）、H（ハードウエア）、E（環境）、L（本人以外の人）がどうであったかという点が重要です。それをインシデントレポートに記載して上司や他者に理解してもらい、丁寧に取り上げられ検討されることがインシデントの再発防止につながります。

ここからは、PmSHELLモデルの各要素に分けて病院におけるエラー誘発要因を説明します。

■P：patient（患者）

> 患者さんのADLの程度や重症度、年齢や性別、疾患の特徴など、すべてがエラー誘発要因となります。

たとえば、患者さんに「移動するときは介助が必要なので、ナー

スコールしてくださいね」と伝えていても、看護師を呼ばずに1人でトイレに行って転倒してしまう事例はよくあります。

　また、患者さんは先輩ナースより新人ナースの皆さんのほうが話しやすいので、少々無理なお願いをしてくることもあります。とくに、実習中の看護学生は多いですね。たとえば、1人で車椅子に移乗することを禁止されている患者さんが、学生に「あなたがいるから大丈夫よね」と言って、プロではない学生の制止を振り切って1人で移乗して危険な状況になってしまった、というケースなども珍しくありません。

　高齢だったりADLが低下している場合はいっそうインシデントのリスクが高まることからも、患者さんの要因は大きいといえます。

■S：Software（ソフトウエア）

【事例⑤】

　夜間、緊急でインスリン投与が必要になったが、先輩ナースは輸液ポンプの準備などで手が離せなかったため、まだ1人でインスリン投与を実施したことがない新人ナースが担当することになった。忙しそうにしている先輩ナースに「確認をお願いします」と言えず、「1単位」という指示に従ってバイアルから通常の注射器で1の目盛りまでインスリンを吸引して点滴ボトルに混注したところ、患者さんの意識レベルが下がってしまった。

ソフトウエアとは手順書やマニュアル、チェックリスト、教材などのことです。とくに薬剤を使用する際はソフトウエアが重要になります。薬剤の種類は非常に多いうえ、容量、投与のタイミング、投与方法などもそれぞれ異なり、極めて複雑です。

　たとえば、事例⑤のようにインスリンを投与する際は専用の注射器を使用します（P.18「インスリン注射」を参照）。通常の注射器の目盛りは「mL」ですが、インスリン専用注射器の目盛りは「単位」となっています。1単位は0.01mLなので、通常の注射器での「1」目盛りはインスリン専用注射器の「100」単位（！）と同じになります。つまり、1mLと1単位を間違えるとインスリンの量が100倍になり、そのまま患者さんに投与した場合は低血糖、意識低下、最悪の場合は死亡する大事故につながります。このケースでは、正しい注射器を選択することを手順書やマニュアルで確認しなかったこと、先輩ナースも新人ナースの準備内容や実施方法を確認する必要がありました。

　こうした、投与方法が特殊で厳密に管理されるべき薬剤はしっかり勤務部署で教育し、新人ナースが1人で扱わないことをルールにしている施設もあるでしょう。インスリンに限らずですが、今まで薬剤投与を見学したことはあっても実施したことがない場合、あるいは実施したことがあっても自信がない場合は、手順書やマニュアルを確認しながら、かならず先輩ナースや医師といっしょに準備して実施するようにしましょう。

■ H：Hardware（ハードウエア）

> 【事例⑥】
> 　薬剤投与の際、患者さんを認証しようとしたが患者認証機器がなく、投与予定時刻になっても認証できなかったため、やむなく認証せずに投与を実施。しかし、その後で患者さんの取り違いが発覚した。

　ハードウエアとは、医療機器による自動化のレベルや医療器具のデザインなどを指します。事例⑥は複数の患者さんへの与薬をそれぞれの投与時間に間に合わせなければと焦っていたところ、認証機器がなかったため患者認証を後回しにしてしまい起こりました。本来であれば、該当患者さんへの与薬ではない場合は、認証機器が反応してくれるはずでした。

　また、日常的に使用されている輸液ポンプやシリンジポンプはさまざまな薬剤に対応できるよう、あえて流量設定の幅が広く細かくなっています。シリンジポンプは主要メーカーでは0.01～1200.00mL/hまで流量設定ができますが、一方で小数点の見間違えなどによる設定ミスでのインシデントが増えています。

　このように、患者誤認を防ぐための認証機器を導入しても、その数が不足していたり、適時に使用できなかったりするとき、また輸液ポンプやシリンジポンプなどの精緻さや複雑さから、かえってインシデントが起こる可能性が高くなります。

■E：Environment（環境）

　環境には作業環境や労働環境、職場の雰囲気などが含まれます。施設のなかには薬剤を準備する処置台や作業スペースが狭かったり、備品が足りなかったり、物品倉庫などが整理整頓されてなかったりする場合があります。作業スペースが狭いと、患者さんごとに準備した薬剤のトレイを重ねて置かなければならず、さらにトレイの数も少ない場合は別の時間に投与する薬剤も同じトレイに準備することになるなど、エラーを誘発するリスクが高まります。

　また、物品倉庫や棚が整理整頓されていなかったために目的の物品が探せない、補充されていない、あるいはよく似た物品を間違って持ってきてしまうなど、物品を適切に使用できないことも起こりやすくなります。いうまでもなく臨床現場は極めて多忙です。物理的な環境が整っていないと、適切に医療や看護が提供できないことにもなりかねません。

　医療従事者の労働環境も重要です。医療機関が安全に医療を提供するためには、スタッフが十分な休憩や休暇を取得できている、勤務間のインターバルが11時間以上確保できているなど、適切な労働環境を整備する必要性があります。

■L：Liveware（本人）

【事例⑦】

　医師が電話で薬剤を半筒（1/2 アンプル）投与するように指示。しかし看護師は 3 筒（アンプル 3 本）と聞き間違えた。看護師は「3 筒ですね」と復唱して確認したが、今度は医師がそれを半筒と聞き間違えて了承したために、患者さんに 6 倍量の薬剤を投与する事故が発生した。

　本人とは、その人の知識や能力、健康状態を指します。とくに疾患がなくても、疲労していたり、睡眠不足だったり、時間的プレッシャーや不安を感じていたりすると、通常のパフォーマンスを発揮できない場合があります。

■期待聴取

　また、人は見たいものを見て、聞きたいことを聞く（期待聴取）という特性があります。事例⑦では、看護師は医師の口頭指示を確認するために復唱しましたが、お互いに聞きたいように聞いてしまいました。エラーを防ぐにはできるだけ口頭指示を避けたほうがいいですが、口頭指示を行う場合は「mg」や「mL」など共通した単位で聞きあうといいでしょう。

　ちなみに私がある企業にメールアドレスを伝えたとき、その企業はメールアドレスのアルファベットを「JAPAN の j、APPLE の a ですね」という言い方で確認しており、聞き間違い予防のいい方法だと思いました。でも「bravo の b ですね」と言われたときはとっ

さに英単語が思い浮かばず、「ブラボーのスペルがわかりません」と
言ってしまったのですが。

■ こじつけ解釈（認知的特性）

　さらに、人には「あれ？　おかしいな」と思ったときに、「それは
きっとこうに違いない」と自分に都合のよいように解釈してしまう、
こじつけ解釈という認知的特性もあります。やっかいなのは、一度
その解釈で納得してしまうとそれ以上の可能性を追及しなくなる傾
向がある点です。その結果、せっかく察知した違和感を活かせずエ
ラーを見逃す可能性があります。

■ 同調行動と権威勾配（集団的特性）

　自分は違う意見なのに言い出せず周りの人の意見に流されてしま
う同調行動や、先輩や医師など自分より上の立場や権威をもってい
る人から指示されると、したくないことでも従ってしまう権威勾配
などの集団的特性も多く見受けられます。

　医師や先輩の指示が100％正しいことはありません。「そんなこと
を言われても困る」という声が聞こえてきそうですが、もっとも頼
りにしている人でさえ間違うことはあるということを頭に置き、指
示の妥当性をしっかり見極めて、もし不安や疑問がある場合は声に
出してほしいと思います。

　大切なのは、自分が納得していないのに言われるままに医療行為
をしないことです。「自信がないので、いっしょに準備と実施まで確
認してください」という声かけが、あなたや患者さん、ひいては先
輩ナースや医師までをも救うこともあるのです。

■L：Liveware（本人以外の人）

【事例⑧】

新人ナースAさんは昼休憩を取るため、自分が受け持っている認知症の患者Cさんの昼食前の血糖値測定とインスリン投与を同僚のBさんに依頼した。BさんがCさんの血糖値測定をしようとしたとき、ナースステーションにAさんがいるのが見えた。Bさんは昼休憩を終えたAさんが早めに戻ってきたと思い、Cさんの血糖値測定とインスリン投与を行わなかった。しかし、それを知らなかったAさんは、Bさんが血糖値測定とインスリン投与を実施したと思ってCさんに昼食を配り、Cさんはそのまま食べてしまった。

本人以外の人には、上司や同僚、多職種の人々とのコミュニケーションや人間関係、職場の雰囲気などが含まれます。医療はさまざまな職種が協働し、チームで患者さんに提供します。そのため、メンバーとのコミュニケーションの良し悪しによっては、かえってインシデントが起こることもあります。

事例⑧でもコミュニケーション不足がインシデントを招いています。BさんはAさんから不在時の業務を頼まれたものの、Aさんが戻ってきたならAさんがやればいいと考えましたが、それをAさんに伝えていませんでした。AさんもBさんに頼んだことを実施してくれたか確認しませんでした。さらに患者さんが認知症で判断力が

低下していたこともインシデントにつながったと考えられます。

■ m：management（管理）

　PmSHELL モデルでもっとも重要な要素がマネージメントです。現代の産業界ではオートメーション化を推進して人の介在を極力減らしていますが、医療は最終的には看護師や医師、リハビリテーションスタッフなど人の手によって提供されます。むしろ人が介在するから患者さんや家族の思いに応えられるという側面があると考えています。同時に、だからこそ管理者はすべてのスタッフが安心して働ける環境をつくり、安全に医療や看護を提供できるようにマネージメントすることが重要になります。

　たとえば、新人ナースのように知識や経験が少ないスタッフには適切な指導とフォロー、確認を行い、安全に業務できるようにすること、昼食時のようにスタッフが減るのに業務量は増える時間帯に人員を配置するなどの改善策を行うこと、業務に必要な医療機器や物品は不足がないように確保することは必須です。

　管理職は日ごろからスタッフの働く様子を観察し、どうしたらより業務がスムーズになるのか、どこにお金と人を配置すればよいのかを考え、スタッフからの報告を待つのではなく、自ら積極的にスタッフの要望や意見を知ろうとする姿勢が求められます。その結果、スタッフは報告や要望したことによって状況が変わると理解（実感）でき、小さなことでも相談するようになります。このようなサイクルが安全な職場文化を醸成し、スタッフみんなが働きやすく、安全な医療や看護の提供方法などをいっしょに考えあえる職場づくりにつながるのではないでしょうか。

3 ··· インシデントレポートを作成する

■ インシデントレポートは責任追及や処罰のためのものではない

インシデントレポートを書く目的は、起こった事故の状況と背景を多角的な視点から振り返って原因を究明し、同じ事故を起こさないように対策を講じるためです。つまり、インシデントレポートは再発防止のための貴重なデータであり、個人に対する責任追及や処罰に用いるものではないのです。

ジェームズ・リーズンは安全文化の醸成には情報に基づく文化が不可欠であるとし、以下の4つの文化の重要性を指摘しています[2]。

- ・報告し続ける文化（Reporting Culture）
- ・公正な文化（Just Culture）
- ・柔軟な文化（Flexible Culture）
- ・学習し続ける文化（Learning Culture）

このなかでも「報告し続ける文化」は極めて重要です。大きなエラーはもちろんですが、小さなエラーであっても多くの看護師が経験しているのであれば、早いうちに対策を講じる必要があります。どのような間違いや失敗があったのかを部署全体で共有し、自分も他者も同じ間違いや失敗を繰り返さないことが大切なのです。

しかし、自分のエラーは言い出しにくいものです。それでも勇気を出して報告や相談できる職場環境をつくるためには、報告した人

が罰せられることのない「公正な文化」を病院組織がもっていなければいけません。報告したことで不利益を被ることなく、自分のエラー報告が組織にとって役立ったと実感できれば「報告してよかった」と思うことができ、今後も報告しやすくなるでしょう。

■ インシデントレポートに反省や感想は必要ない

　インシデントレポートは、インシデントを起こした人だけではなく、インシデントを発見した人も作成します。各施設によってインシデントレポートの呼称や作成内容は少し異なる場合もありますが、基本的な構成は次のとおりです。

- ・「インシデントの発生日時」
- ・「発生場所」
- ・「インシデントの内容」
- ・「インシデントの影響度分類」
- ・「患者情報」
- ・「インシデントの概要」など

　このなかでも「インシデントの概要」は、発生時の状況を時系列にそって客観的かつ正確に記載します。関係した人や物など事実をありのまま記すことが大切であり、反省や感想は必要ありません。かならず必要なのは「いつ（When）」「どこで（Where）」「誰に（Who）」「何が起こったか（What）」の４Ｗです。

一般的な報告書では、これに「なぜ（Why）」と「どのように（How）」を加えた 5W1H が必要とされますが、インシデントレポートではまだ情報がそろっていないなかで原因を決めつけてしまう危険性があるため [1]、4 W を重視しています。

■実際にインシデントレポートを書いてみよう

　事例⑧を例にしたインシデントレポートを作成してみましょう。

　まず、「いつ（When）」「どこで（Where）」「誰に（Who）」「何が起こったか（What）」の 4W を意識して、どんな経緯でインシデントが起こったのか時系列で記載します。

　次に、PmSHELL モデルを使用して各要素と自分とのかかわりを考えながら、インシデントが起こった経緯と背景を客観的に振り返ります。

【事例⑧の詳細】

　〇月〇日 11 時 30 分に新人ナース A さんは昼休憩に入るため、自分の受け持ち患者 C さん（70 代、認知症）の昼食前の血糖値測定とインスリン投与を新人ナース B さんに依頼しました。B さんは承諾し、ほかの業務を続けていました。しばらくして C さんの血糖値測定をしようとしたところ、偶然 A さんがナースステーションにいるところを見かけました。B さんは、A さんがお昼休憩から戻ってきたのだと思い、自分が依頼されていた C さんの血糖値測定とインスリンの注射はしませんでした。12 時 30 分になり、昼休

憩を終えたAさんが戻ってきましたが、AさんはBさんが昼食前の血糖値測定とインスリン投与を実施したと思ってCさんに昼食を配り、Cさんはそのまま食べてしまいました。

　13時30分にAさんがCさんの食事摂取量を記録しようとしたとき、Cさんの血糖値が記載されていないことに気付きました。Bさんに確認したところ、血糖値測定はしていないこと、インスリン注射もしていないことを聞き、Cさんは血糖値測定とインスリン注射をせずに昼食を摂取したことがわかりました。その後すぐに血糖値を測定し血糖値は○○ mg/dL、インスリン注射を実施しました。その後、Cさんはとくに処置なく経過しています。

事例⑧の詳細をもとにインシデントの概要を書いてみましょう。

「○月○日11時30分、看護師Aが看護師Bに患者Cの昼食前の血糖値の測定とインスリン注射を依頼したが、看護師Bは実施しなかった。12時30分、実施していないことを知らなかった看護師Aが患者Cさんに配膳し、患者Cさんは昼食を食べてしまった」

　この内容ではインシデントが起こった経緯が簡略化されすぎてしまい、これらの情報をもとに対策を考えることが難しくなってしま

います。

　新人看護師 B さん（Liveware：本人以外の人）は、新人看護師 A さん（Liveware：本人）がお昼休憩から戻ってきたと思ったから自分が依頼されていた患者 C さんの血糖値測定とインスリン注射をしなかったこと、新人看護師 A さんは昼休憩から戻ってきた際に自分が B さんに依頼したことが実行されていたかを確認しなかったことは必要な情報です。これを追加して再度レポートを作成します。

【インシデントレポート】

　〇月〇日 11 時 30 分に<u>新人看護師 A</u> が<u>昼休憩に入る</u><u>ため</u>、自分の受け持ち患者 C さんの昼食前の血糖値測定とイ<u>ンスリン投与を新人看護師 B に依頼した</u>。<u>B が C さんの血</u><u>糖値測定をしようとしたところ、A がナースステーション</u><u>にいるところを見かけたため、A が昼休憩から戻ってきた</u><u>のだと思い、依頼されていた C さんの血糖値測定とインス</u><u>リンの注射を実施しなかった</u>。12 時 30 分、<u>昼休憩を終え</u><u>た A が戻り、B が C さんに昼食前の血糖値測定とインスリ</u><u>ン投与を実施したと思い</u>、C さんに昼食を配膳。C さんは摂取した。

　13 時 30 分、A が C さんの食事摂取量を記録しようとしたとき、C さんの血糖値が記載されていないことに気付いて B に確認。<u>血糖値測定とインスリン注射が実施されてい</u><u>ないことを知り、すぐに C さんの血糖値を測定し（血糖値</u><u>は〇〇 mg/dL）、インスリン注射を実施した</u>。C さんは症

> 状なく経過した。

　少し長いように思うかもしれませんが、なぜ、血糖値測定とインスリン注射をしないまま C さんが昼食を食べたのかがわかるように書くことが重要です。

　まずは、記憶があいまいにならないように、速やかにインシデントの経緯を記載しましょう。作成したらそのまま提出せず、事実が正確に記されているか、反省文になっていないかを再度確認しましょう。なぜ自分がそのような行動をしたのかは、PmSHELL モデルの構成要素をもとに多角的に振り返るとわかってきます。

　次に、PmSHELL モデルの構成要素ごとに対策を検討しましょう（図2）。

　今回のケースでいえば、新人看護師AとBは、お互いに思い込まず確認しあうコミュニケーションが必須でした（Liveware：本人・本人以外の人）。

　ただ、PmSHELL モデルを使えば新人看護師たちが注意すればよかっただけではないことがわかります（図2）。B さんは自分の受け持ちではない C さんの血糖値測定やインスリン注射ができるような業務量だったのか（management：管理）、新人看護師同士で業務の交換は適切だったのか（management：管理）（Software：ソフトウエア）、昼食前に代表されるスタッフが少ないのに業務量が増える時間帯への人員配置・業務量が調整されていたか（management：管理）、先輩ナースは新人ナースに声かけやフォローを行っていたか（Enviroment：環境）、などの要素が影響しあっています。

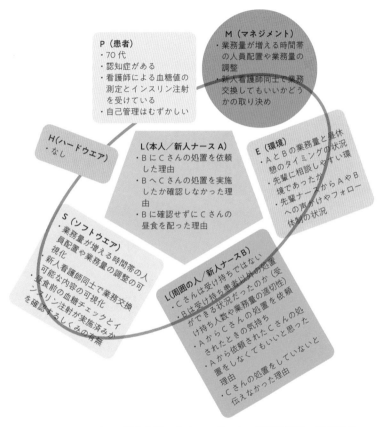

P（患者）
・70代
・認知症がある
・看護師による血糖値の測定とインスリン注射を受けている
・自己管理はむずかしい

M（マネジメント）
・業務量が増える時間帯の人員配置や業務量の調整
・新人看護師同士で業務交換してもいいかどうかの取り決め

H（ハードウエア）
・なし

L（本人／新人ナースA）
・BにCさんの処置を依頼した理由
・BへCさんの処置を実施したか確認しなかった理由
・Bに確認せずにCさんの昼食を配った理由

E（環境）
・AとBの業務量と昼休憩のタイミングの状況
・先輩に相談しやすい環境であったか
・先輩ナースからAやBへの声かけやフォロー体制の状況

S（ソフトウエア）
・業務量が増える時間帯の人員配置や業務量の調整の可視化
・新人看護師同士で業務交換可能な内容の可視化
・昼食前の血糖チェックとインスリン注射が実施済みか否かを確認するしくみの有無

L（周囲の人／新人ナースB）
・Cさんは受け持ちではない
・Bは受け持ち患者以外の処置ができる状況だったのか（受け持ち人数や業務量の適切性）
・AからCさんの処置を依頼されたときの気持ち
・Aから依頼されたCさんの処置をしなくてもいいと思った理由
・Cさんの処置をしていないと伝えなかった理由

図2　PmSHELLモデルの視点を用いたインシデントの背景要因別の振り返り

　改善策としては、まず、業務量が増える時間帯の人員配置や業務量の調整（management：管理）が必要でしょう。また、「インスリン投与が必要」カードや「延食」のカードを患者さんのベッドの頭側に示し、実施完了したらカードを撤収することや電子カルテから一覧表などを出力し実施後は実施済みのチェックをするなど、誰が見てもわかるような通知の工夫（Software：ソフトウエア）が考

えられます。

　対策は先輩といっしょに考えてもらったり、同じようなケースが多い場合は、部署で検討したりしてもいいかもしれません。

　重要なことは、あなたが起こしたインシデントはほかの人にも起こり得るため、今後の発生を防ぐように改善していくことです。表2はほかのケースを分析する際の PmSHELL の構成要素ごとの視点です。ここに挙がっているものだけではないですが、参考にしてください。

表2　PmSHELL モデルの構成要素と具体例

患者（Patient）　患者自身の要因		
・年齢、性別 ・ADL の程度 ・認知機能のレベル ・重症度 ・病態の急変	・疾患の特徴 ・性格（遠慮しがち、自力で行おうとしがち） ・無理な要求をする ・協力が得られる程度	
管理（management）　スタッフが安全に働けて、医療や看護が提供できるようにすること		
・安全を優先する雰囲気づくり ・定期的な安全教育と日々の安全教育 ・オリエンテーションのわかりやすさ ・受け持ち患者の数と重症度の調整 ・指導体制	・医療機器に関する練習・訓練 ・相談や報告がしやすくなる工夫 ・インシデントレポートの活用 ・時間帯による業務の集中への配慮、人員配置	・物品管理
ソフトウエア（Software）　手順書やマニュアル、チェックリスト、教材など		
・手順書、マニュアル、チェックリスト（見やすさ、わかりやすさ） ・カルテ、指示書(見やすさ、わかりやすさ)	・慣習（ローカルルール） ・手順書やマニュアルがすぐに確認できる	
ハードウエア（Hardware）　自動化のレベル、医療機器のデザインなど		
・電子カルテの操作性（しやすさ、わかりやすさ） ・医療機器の操作性（しやすさ、わかりやすさ） ・ケア物品の操作性（しやすさ、わかりやすさ）	・物品や機器の配置 ・部署ごとで使用している物品の相違	
環境（Environment）　作業環境や職場の雰囲気、労働環境など		
・作業環境、作業スペース ・物品倉庫や棚の整理整頓 物品が探しやすい 形状が似ているものの場所は別に管理 不足がない（常に補充されている・在庫管理ができている）	・みんなが忙しそうに動き回っている ・スタッフステーションに誰もいない ・休憩室の場所やスペース	・休憩時間、食事やトイレの時間の確保
周囲の人（Liveware）　人間関係、コミュニケーション、雰囲気など		
・部署内のコミュニケーション ・チームワーク、人間関係 ・怖い医師や看護師などの存在 ・忙しそうにしている ・笑顔や声をかけてくれる	・指導者の説明の仕方や内容 ・質問や相談、確認のしやすさ	
本人（Liveware）　本人の要因		
・年齢（経験年数） ・初めての技術（処置、ケア） ・患者の言動のみによる判断をしていないか（患者の言われるがままになっていないか）	思考 ・忘れた ・予想しなかった ・大丈夫と思った ・思い違い 認知 ・よく見えなかった ・見落とした ・気づかなかった ・複雑でわかりにくかった	動作 ・やりにくかった ・無理をした ・余計なことをした 体調 ・疲れていた ・緊張していた ・焦っていた ・心配があった 知識 ・学習、準備不足

引用・参考文献

1) 河野龍太郎. 医療におけるヒューマンエラー. 第 2 版. 東京, 医学書院, 2014.
2) ジェームズ・リーズン. 組織事故：起こるべくして起こる事故からの脱出. 塩見弘ほか訳. 東京, 日科技連出版社, 1999.
3) 相馬孝博. ねころんで読める WHO 患者安全カリキュラムガイド. 日本医療マネジメント学会監修. 大阪, メディカ出版, 2013.
4) 小林美雪ほか. 安全なケアを提供するための能力の育成. 看護教育. 57 (1), 2016, 38-43.

索引

できればインシデントを起こしたくない
新人ナースお助け
あぶない展開回避の術

2023年12月1日発行　第1版第1刷

編　著　宇城 令

発行者　長谷川 翔

発行所　株式会社メディカ出版
　　　　〒532-8588
　　　　大阪市淀川区宮原3-4-30
　　　　ニッセイ新大阪ビル16F
　　　　https://www.medica.co.jp/

編集担当　詫間大悟
編集協力　一居久美子
装　　幀　北尾 崇（HON DESIGN）
イラスト　オオノマサフミ／福井典子
組　　版　株式会社明昌堂
印刷・製本　株式会社シナノ パブリッシング プレス

ISBN978-4-8404-8444-2　　Printed and bound in Japan

当社出版物に関する各種お問い合わせ先（受付時間：平日9：00～17：00）
●編集内容については、編集局 06-6398-5048
●ご注文・不良品（乱丁・落丁）については、お客様センター 0120-276-115